Anja Doehring · Ulrich Renz

Was ich mir wünsche ist ein
Clown

Klinikclowns auf der Kinderstation

Beltz Verlag · Weinheim, Basel, Berlin   **BELTZ**VOTUM

Ihre Wünsche, Kritiken und Fragen richten Sie bitte an:
Beltz Verlag, Fachverlag Soziale Arbeit, Erziehung und Pflege,
Werderstraße 10, 69469 Weinheim.

ISBN 3-407-55884-8

Alle Rechte vorbehalten

© 2003 Beltz Verlag · Weinheim, Basel, Berlin
1. Auflage 2003

03 04 05 06 07   5 4 3 2 1

Das Werk einschließlich aller seiner Teile ist urheberrechtlich geschützt.
Jede Verwertung außerhalb der engen Grenzen des Urheberrechtsgesetzes ist
ohne Zustimmung des Verlages unzulässig und strafbar. Das gilt insbesondere
für Vervielfältigungen, Übersetzungen, Mikroverfilmungen und die
Einspeicherung und Verarbeitung in elektronischen Systemen.

Lektorat: Ulrike Bazlen
Herstellung: Ulrike Poppel
Druck und Bindung: Druckhaus "Thomas Müntzer", Bad Langensalza
Umschlaggestaltung: glas ag, Seeheim-Jugenheim
Titelfotografie: Anja Doehring, Lübeck
Printed in Germany

Weitere Informationen finden Sie im Internet unter http://www.beltz.de

Anja Doehring · Ulrich Renz

Was ich mir wünsche ist ein Clown

Die Autoren

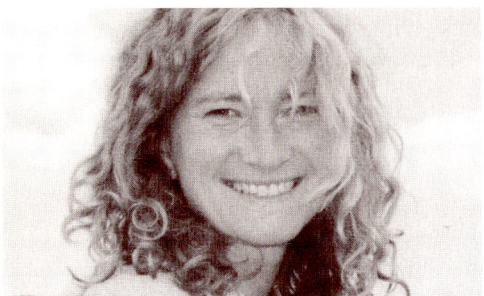

Anja Doehring
*1962, freie Fotografin.
Vorlieben: Portraits, Buch-
illustration, Reisefotografie.
Lebt mit ihrer Tochter in Lübeck.

„Lachende Kinder, weinende – beinah schon wieder gesunde, sterbens-
kranke – behütet von ihren Familien oder mutterseelenallein – in viele
Gesichter durfte ich sehen unterwegs mit den Clowns ... ihre Geschichten hören
und erleben, über ihre Improvisationskunst staunen. Manchmal musste ich auf-
passen, vor Lachen das Foto nicht zu verwackeln. Manche Bilder habe ich nicht
gemacht, sie haben sich im Herzen eingebrannt."

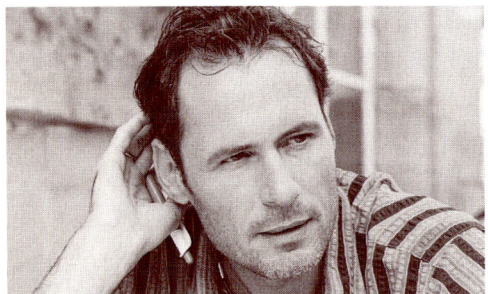

Ulrich Renz
*1960, Arzt, freier Schriftsteller
und Journalist.
Lebt mit seiner fünfköpfigen
Familie in Lübeck.

„Kinder und Narren... und das Ganze auch noch im Krankenhaus. – In
meiner Vorstellung war das eine ziemlich chaotische Mischung. Als ob
es in Kliniken nicht schon verrückt genug zuginge ... Ich war überrascht, wie
anders es dann war. Wieviele leise Töne zustande kommen, wenn sich Kinder
und Clowns begegnen, Momente des Staunens und Erkennens, voller Stille und
Poesie."

Für Euch
Kinder im Krankenhaus,
Eure Clowns,
Und für dich, Valerie

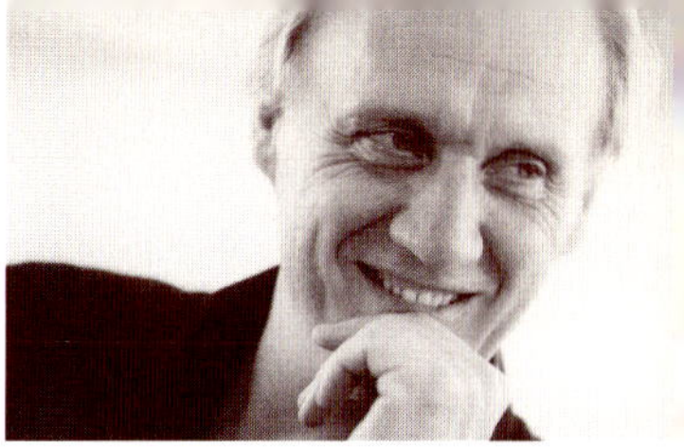

Herman van Veen: zum Geleit **8**

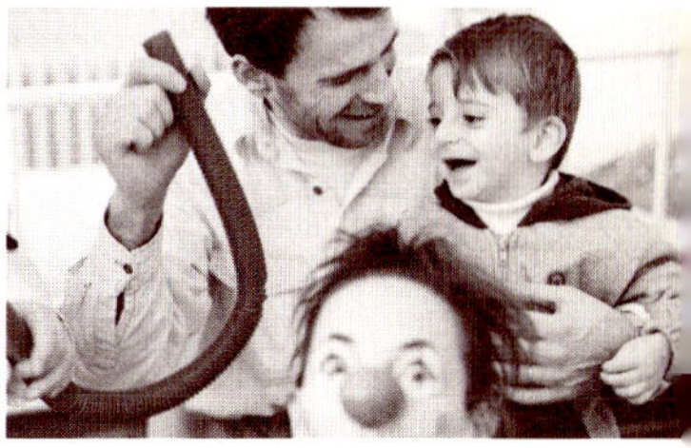

Vom Sinn des Unsinns **12**

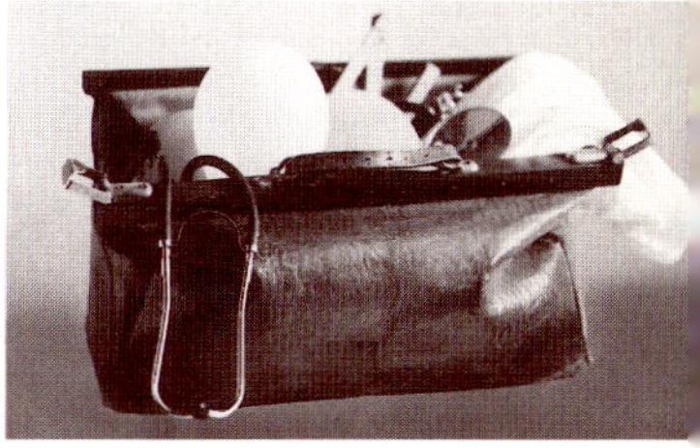

Wie alles anfing ... **34**

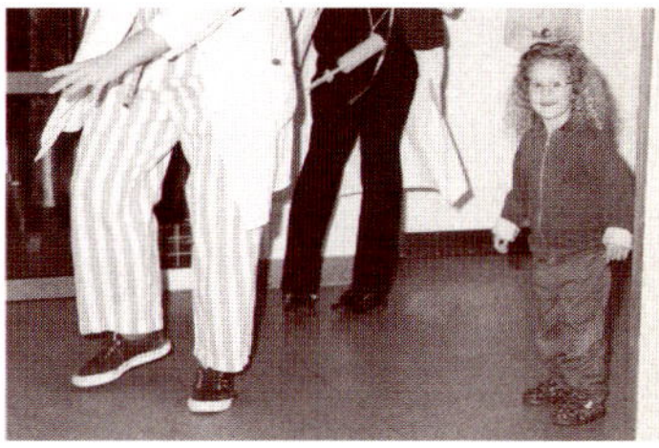

Die Clowns kommen! **44**

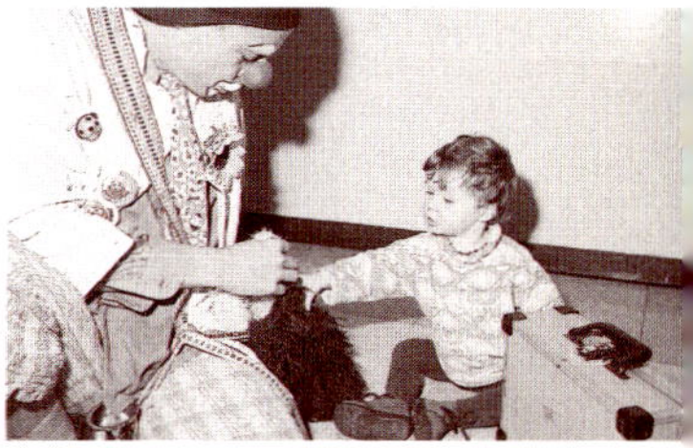

„Ich bin ein Clown ..." **76**

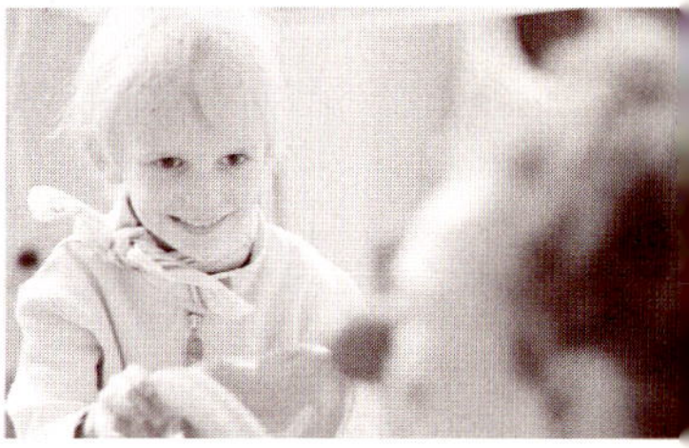

Valerie, no limit **100**

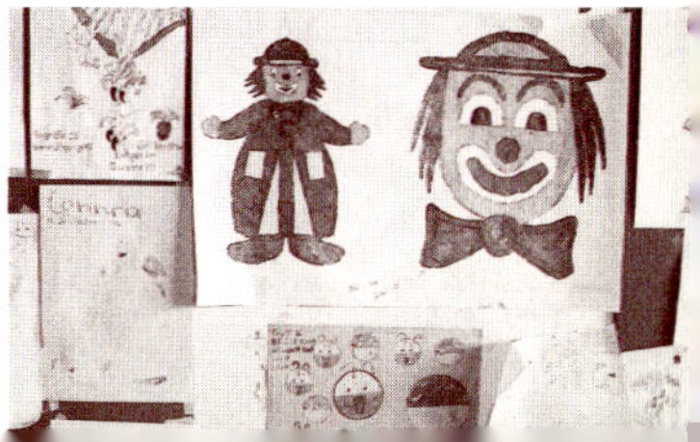

Adressen **122**

Herman van Veen:

Krieg einen Brief ...

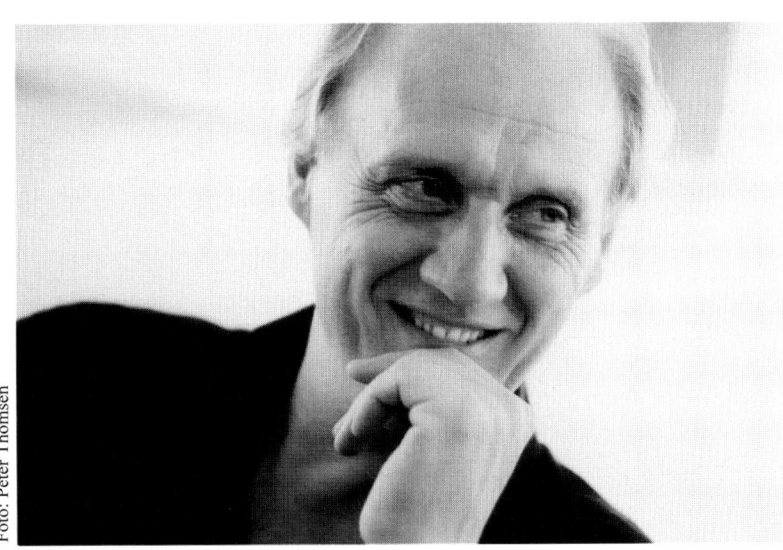

Foto: Peter Thomsen

Krieg einen Brief
von einem kranken kleinen Jungen,
ganz aus Groningen.
Das ist schon fast Dänemark.
Er fragte: „Bitte besuchen Sie mich doch mal".
Hab den Besuch immer wieder hinausgeschoben.
Und von Utrecht bis nach Groningen ist ein ganz schönes Ende.
Krieg wieder einen Brief.
„Ich bin noch immer krank,
wann kommen Sie denn nun?"
Mir blieb nichts andres übrig.

Der kleine Junge war nicht mehr
als ein Kopf, ein Rumpf,
seine Arme und seine Beine
waren nie richtig gewachsen.
Sahen ein bisschen aus wie Ästchen
einer seltsamen Kopfweide
aus einem ganz alten Märchenbuch.
„Da bin ich also", sagte ich
mit sprachlosem Mund
und einem höchst erstaunten,
nicht zu vermeidenden erschrockenen Gesicht.
Der kleine Junge musste
darüber so schrecklich lachen,
und ich nach einer Pause auch,
dass wir Tränen
in den Augen hatten.

Ich bin offensichtlich ein Clown,
ob ich nun will oder nicht.
Sogar wenn ich etwas sehe,
das unbegreiflich ist,
dann wird mein Gesicht von alleine
auch ganz unbegreiflich,
und ich gleiche dem,
was ich sehe.

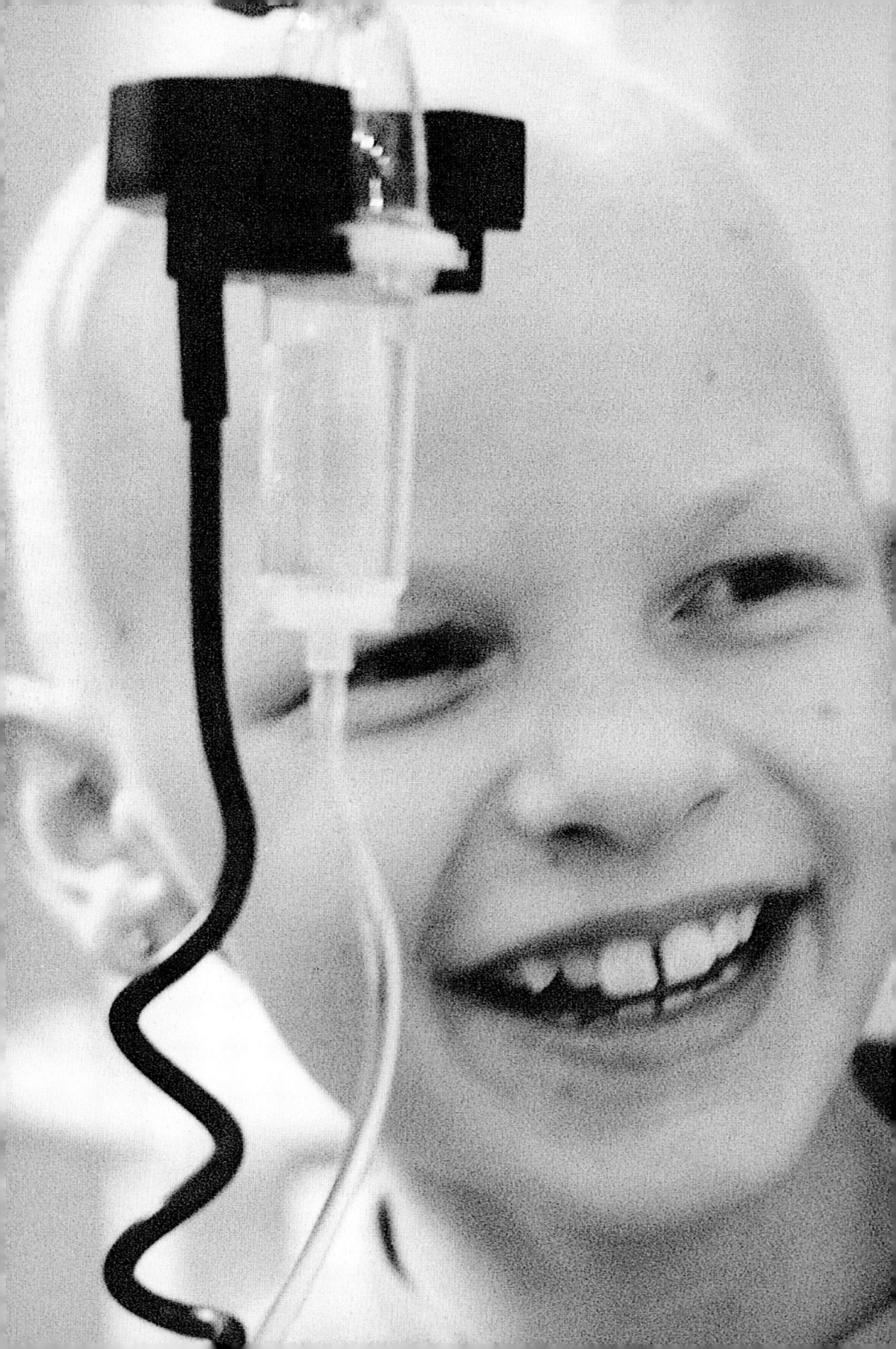

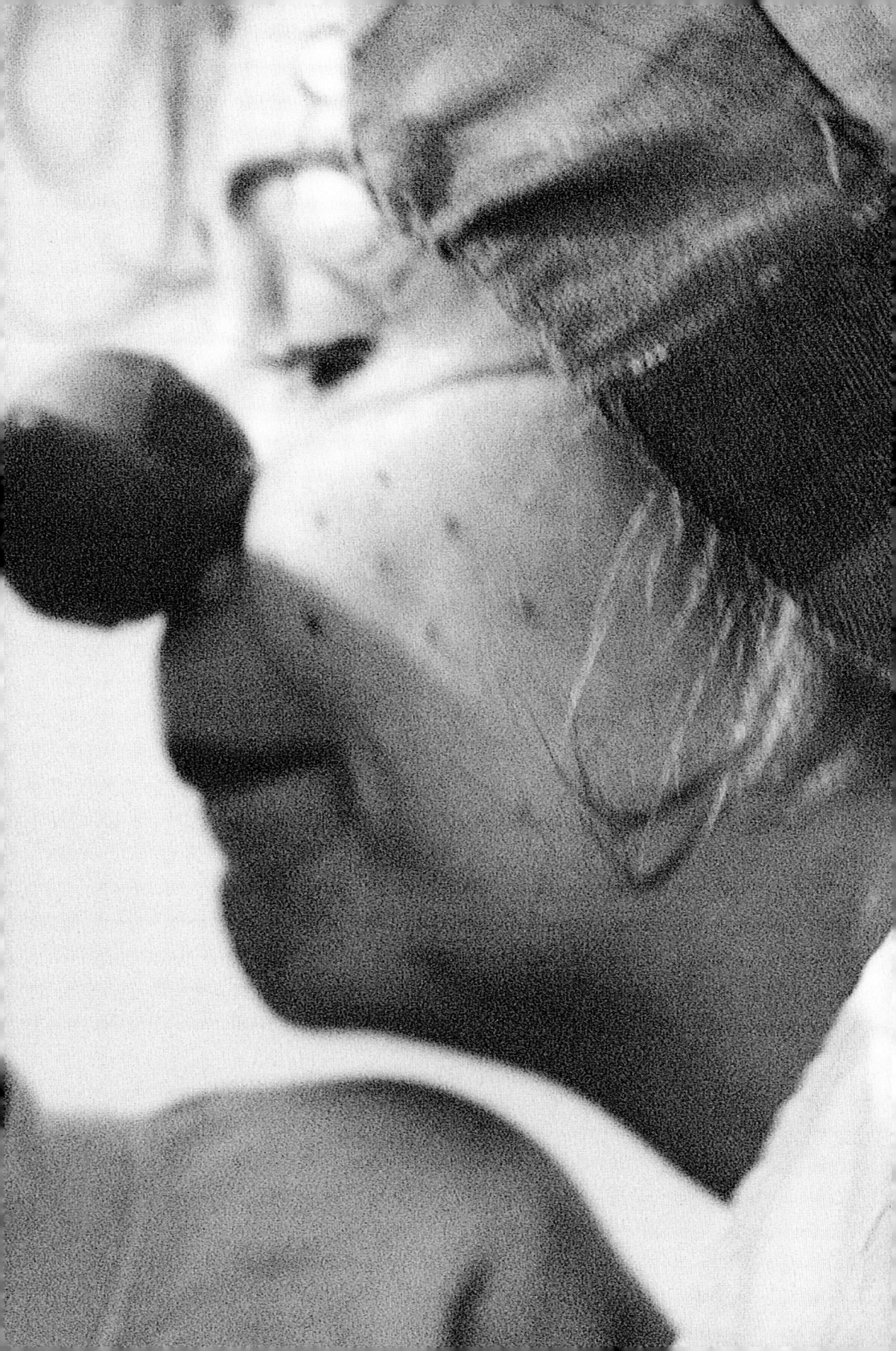

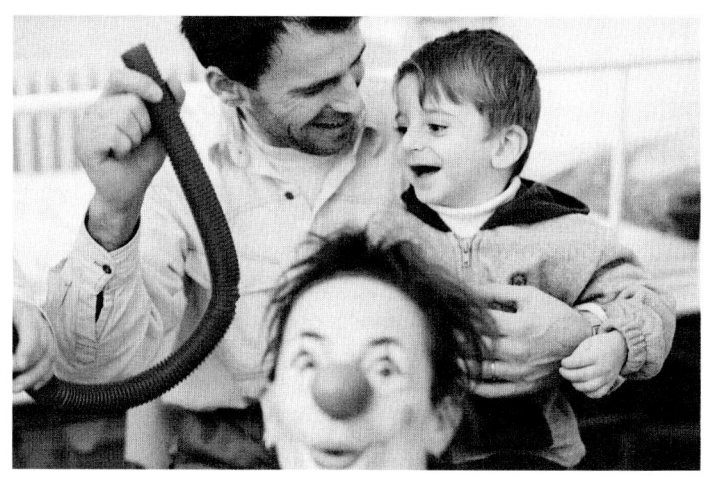

Vom Sinn des Unsinns

Sie nennen sich Rididu, Spargel, Professor Nase oder Doktor Murks und auf den ersten Blick könnte man sie durchaus für ganz normale Clowns halten ... Wenn da nicht diese absolut unpassende Umgebung wäre: weiße Flure, gedämpftes Licht, Betten auf Rädern.
Clowns – wie bitte? – im Krankenhaus? Späße und Gelächter hier, wo der Ernst des Lebens regiert? Klamauk und Poesie im Reich von Tod und Schmerz? Bunte Gestalten mit zweifelhaften Manieren inmitten von hochseriösen Würdenträgern im gestärkten weißen Kittel? Das Quietschen einer Tröte in den schallgedämpften Wartearealen, in denen man kaum zu flüstern wagt?

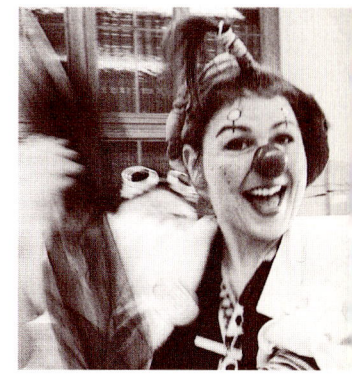

Klar doch! Der Wahnsinn ist Programm: die Clowns gehören zur Truppe der Klinikclowns, die ihr Wesen vorzugsweise dort treiben, wo kranke Kinder sind. Sie wollen die kleinen Patienten auf ihre ganz spezielle Art „behandeln" – indem sie ihnen etwas mitbringen, was in der Welt des Krankenhauses Mangelware ist: Humor.

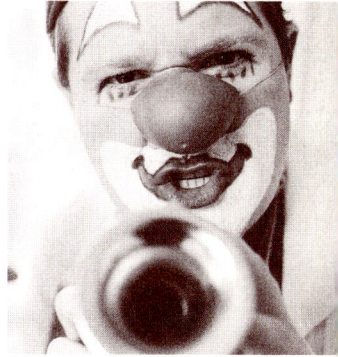

Aber gehört die Behandlung von schwerkranken Kindern nicht in die Hand von Experten mit Diplom und Uni-Abschluss? Und werden für die seelischen Nöte nicht schon genügend Psychologen eingesetzt? Die Klinikclowns sehen sich nicht als Alternative zu den Bemühungen der Fachleute. Sondern als Ergänzung, vielleicht auch als Gegengewicht. Sie können keine Krankheiten heilen, aber sie können die ernste, allzu erwachsene Welt des Krankenhauses etwas bunter machen und dem Kind ermöglichen, trotz allem Kind zu sein und nicht nur Patient.

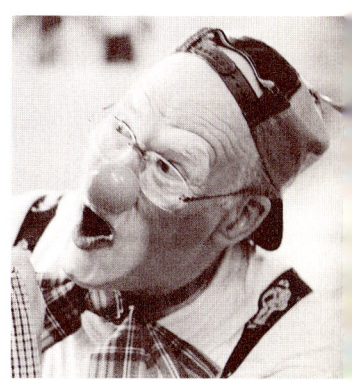

Gerade schwer kranken Kindern sieht man oft schon auf den ersten Blick an, wie sehr sich das Kind in ihnen ver-

Vom Sinn des Unsinns

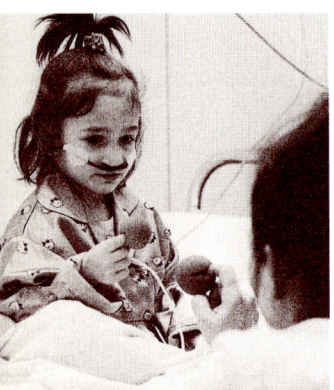

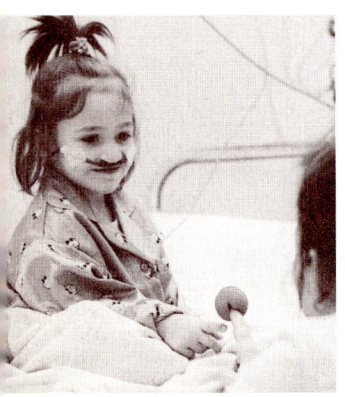

krochen hat. Man muss es erst einmal erreichen. – Wie bei diesem Mädchen mit der Sauerstoffsonde und der lustigen Frisur, das auf dem Bett in Zimmer Nummer 14 sitzt und offenbar einiges hinter sich hat. Vorsichtig und auch skeptisch beäugt es den Clown, der durch den Türspalt schaut. „Darf ich hereinkommen?"
Das Kind nickt kaum merklich. Langsam nähert sich dieses fremde Wesen, hockt sich neben das Bett und fragt leise: „Willst du auch so eine schöne Nase wie ich?" Ein stummer Blick, der Ja sagt – das Spiel darf beginnen. Mal ist die Nase dort, wo sie hingehört, mal ist sie weggezaubert, plötzlich sind zwei da... Das Mädchen ist ganz auf das Spiel konzentriert, ernst und bedächtig zuerst, aber allmählich öffnet sich ihr Gesicht, ein Lächeln kommt zum Vorschein, zaghaft erst, dann immer breiter.

Die Macht des Lachens wurde mittlerweile auch von der ernsthaften Forschung entdeckt. Wissenschaftliche Publikationen und Kongresse rücken dem Thema „Therapeutischer Humor" zu Leibe, untersuchen die physiologischen Wirkungen des Lachens, den Einfluß auf Adrenalin- und Endorphinausschüttung, Pulsschlag und Blutdruck. Und kommen zu dem Ergebnis, wen wundert's: Lachen ist gesund.

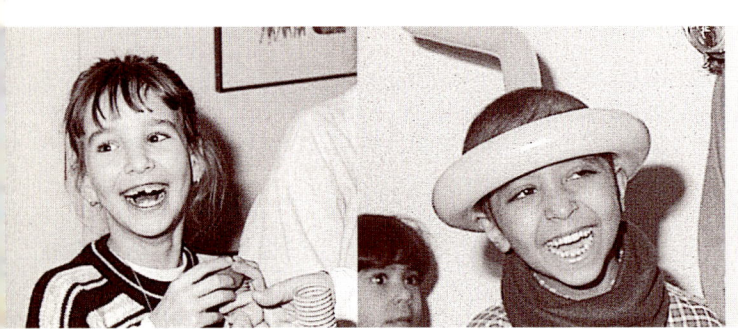
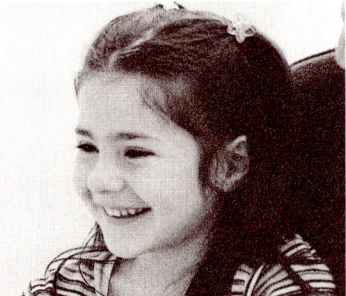

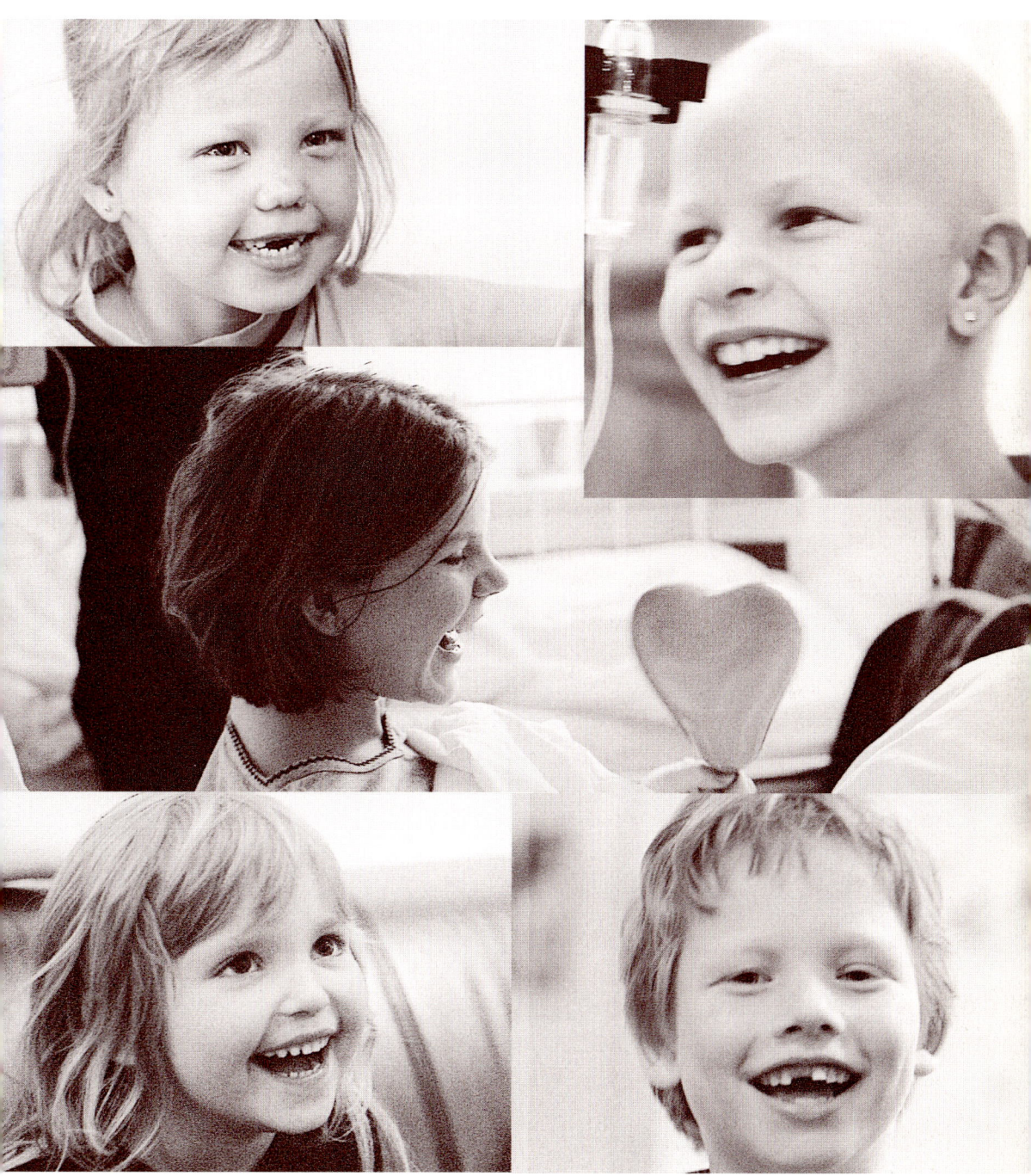

Vom Sinn des Unsinns

Der Anfang der Klinikclown-Bewegung hat allerdings nichts mit wissenschaftlichen Theorien zu tun, im Gegenteil: mit einem Clown aus Fleisch und Blut, den wir Ihnen noch genauer vorstellen werden: Michael Christensen. Dessen ganz persönliche Begegnung mit Krankheit und Tod wird zum Startfunken für die Klinikclown-Bewegung. Schnell breitet sich die Idee in Amerika und dann über den Atlantik aus und erreicht Anfang der 90er Jahre die deutschsprachigen Länder. Heute haben hier bereits über hundert Kliniken „ihre" Clowns und jeden Monat kommen ein paar neue dazu.

Während am Anfang viel Überzeugungsarbeit bei den Klinikchefs geleistet werden musste, bis den Clowns

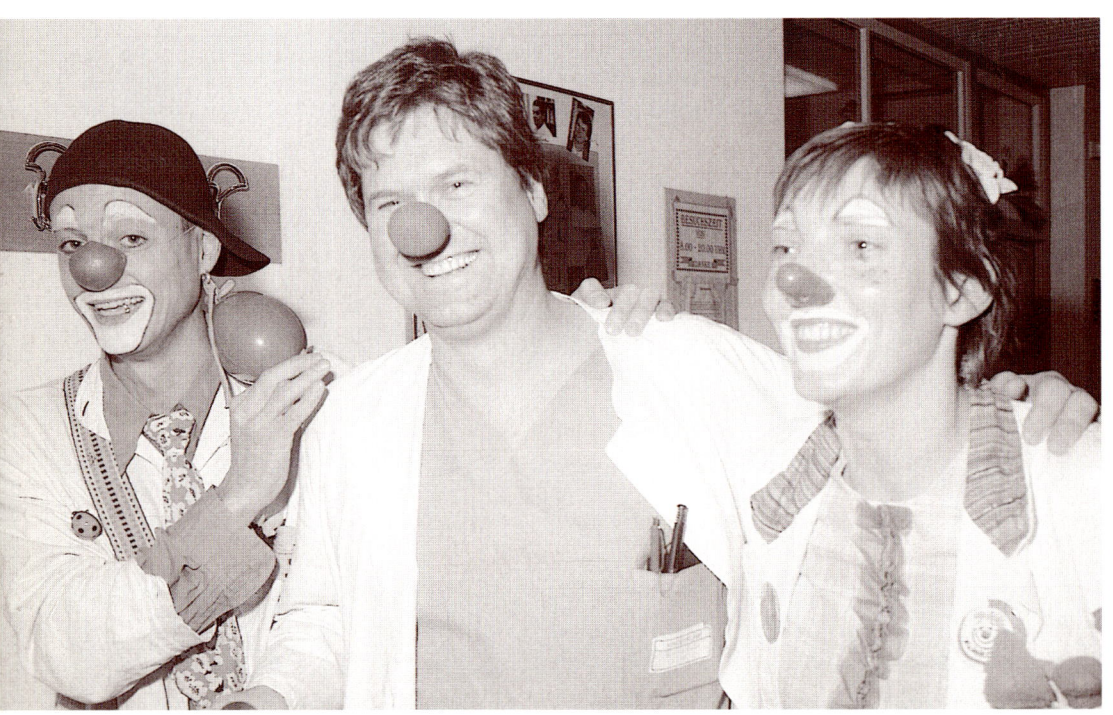

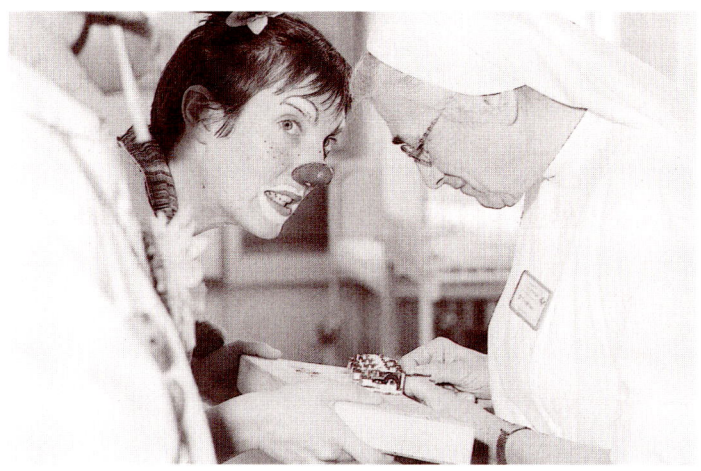

Zutritt in die heiligen Hallen gewährt wurde, sind die Clowns heute für viele Krankenhäuser ein Wettbewerbsfaktor. „Wir werden manchmal schon beim Aufnahmegespräch von den Eltern gefragt, ob wir auch Clownsbesuche hätten", sagt der leitende Oberarzt einer Universitätsklinik. Und auf vielen Stationen will auch das Personal das bunte Treiben der Clowns mittlerweile nicht mehr missen. Ihre Anwesenheit entspannt die Atmosphäre und sorgt für willkommene Abwechslung in der Alltagsroutine.

Die gewohnte Ordnung kann schon ein bisschen durcheinander kommen, wenn die Clowns umgehen. Da werden Respektspersonen gnadenlos parodiert in ihrer Wichtigkeit und Ernsthaftigkeit. Ein Namensschild wird kritisch inspiziert: „Was, Sie sind auch Professor? Zeigen Sie mal Ihren Ausweis." – Der Clown hat nun einmal ein gewisses Maß an „Narrenfreiheit". Er kann ein bisschen wider den Stachel löcken, den autoritären Chef auf seine unschuldige Clowns-Art hochnehmen, und spricht damit

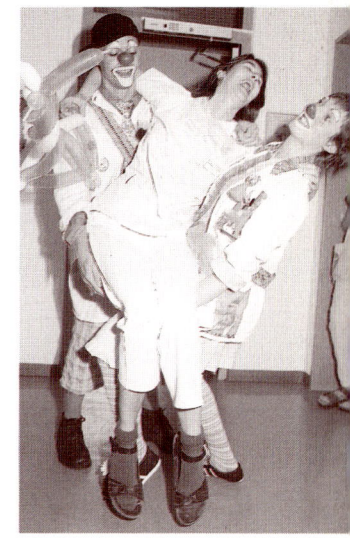

Vom Sinn des Unsinns

den Mitarbeitern aus der Seele, die sich so was nicht trauen dürfen. Da, wo der Clown herkommt, gibt es keine Chefs und keine Untergebenen. Für ihn gibt es nur zwei Sorten Menschen: Erwachsene und Kinder – das Kind im Erwachsenen eingeschlossen. Und sein Herz gehört eindeutig den Kindern.

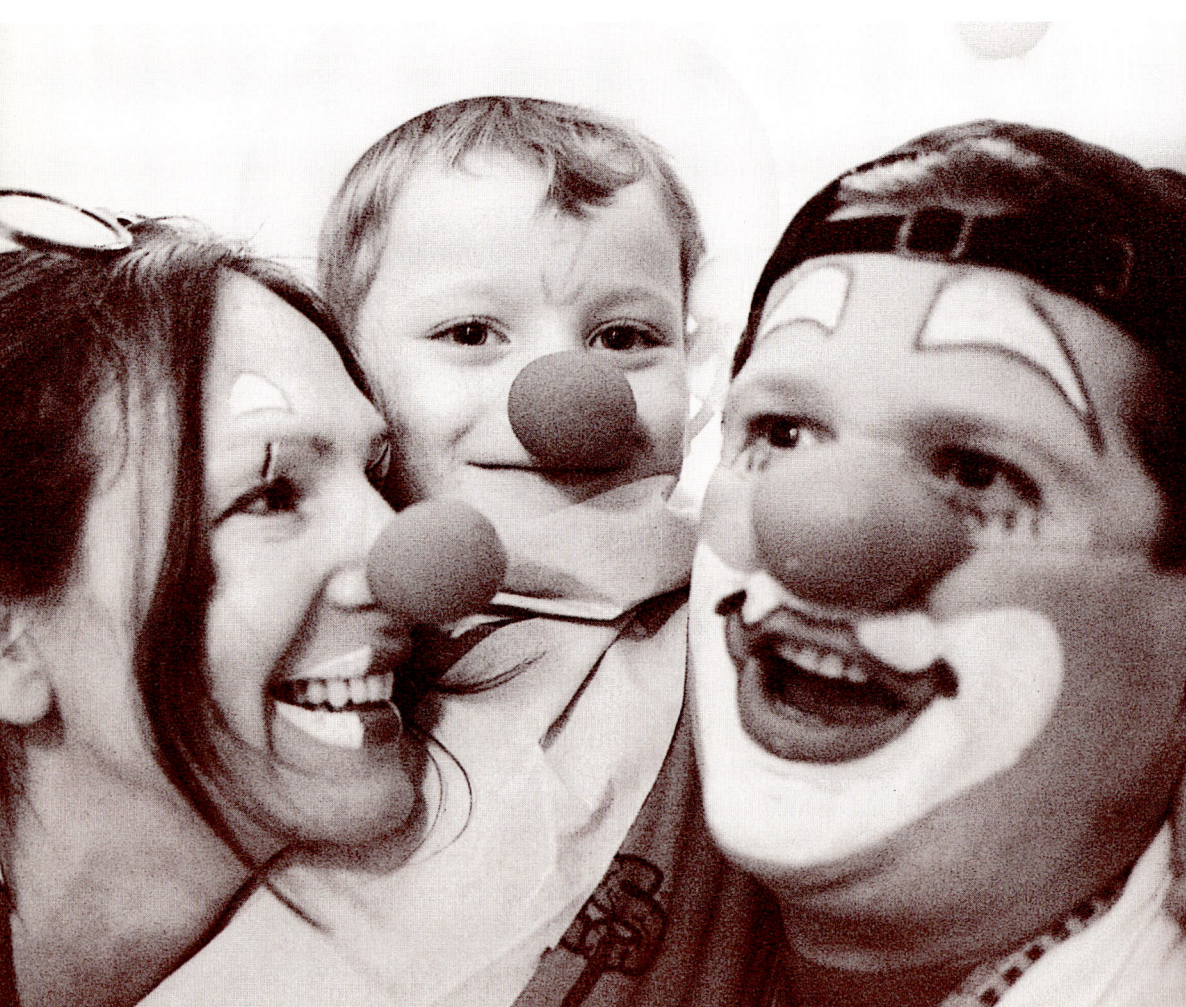

Vor allem die Kinder mit chronischen Krankheiten, die Dauergäste der Kinderstationen, haben im Besuch „ihrer" Clowns einen Fixpunkt im Wochenablauf, auf den sie sich freuen können. Oft warten sie schon sehnsüchtig auf den Augenblick, wo die Tür aufgeht und die rote Nase zum Vorschein kommt. Was da so langsam und zögerlich hereinkommt, ist ein Wesen, von dem man Spaß zu erwarten hat, und: von dem man nichts zu befürchten hat. Im Krankenhaus bedeutet es ja allzu oft nichts Gutes, wenn die Türe aufgeht ...

Noch weniger als Erwachsene können sich Kinder mit dem Verstand behelfen, einordnen, was in der Furcht einflößenden Welt des Krankenhauses um sie herum und mit ihnen geschieht. Da sind die Veränderungen des Körpers, die die Krankheit oder eine Behandlung mit sich bringt. Da fallen zum Beispiel die Haare im Lauf einer Chemotherapie aus. Da ist der Bauch auf einmal von Narben zerschnitten. Da sind plötzlich Schläuche, die aus dem Körper kommen, da wird man an Geräte angeschlossen, die man noch nie gesehen hat, wird durch Röhren geschoben, hat Tag und Nacht piepsende und blinkende Maschinen um sich herum.
„Wann hört die Krankheit auf? Werde ich überhaupt wieder gesund?" sind die bangen Fragen, die viele Kinder umtreiben. Nicht selten kommen auch noch Schuldgefühle dazu: Viele Kinder glauben, dass ihre Krankheit eine Bestrafung für irgendwelche Übertretungen ist. Wie die sechsjährige Anneli, die durch einen Hirntumor an den Rollstuhl gefesselt war. Sie konnte sich bis zu ihrem Tod nicht davon abbringen lassen, sie sei krank geworden, „weil ich so gemein zu Elisa war", ihrer Kindergartenfreundin. In der Kinderwelt hat alles seinen Grund, und wenn er der „liebe Gott" heißt.

Vom Sinn des Unsinns

Die Ängste kranker Kinder werden manchmal von wohlmeinenden Eltern, manchmal sogar Ärzten, noch verstärkt, die meinen, dem Kind die Wahrheit nicht zumuten zu können. Sie üben sich in einem aufgesetzten Zweckoptimismus („wird schon wieder ...") und lassen das Kind dadurch mit seinen Ängsten vollends alleine. Denn das Kind spürt sehr wohl die Besorgnis und den Kummer seiner Umgebung, die auf einmal so ganz anders mit ihm umgeht, und hat dann auch noch deren Last mitzutragen.

Wenn der Clown kommt, ist das alles vergessen. Die ernste, unverständliche Welt des Krankenhauses wird zur Kulisse für ein Spiel, in dem man seine Angst auch mal weglachen kann. Da ist die Clowns-Spritze, die tatsächlich spritzt – nämlich Wassser, auf die ahnungslose Schwester Stefanie. Da gibt es Bandoneon-Musik und Seifenblasen, die einen selbst ein bisschen ins Schweben versetzen. Da wird kurzerhand auf dem Flur ein Arzt operiert, nicht ohne ihm vorher fachgerecht, d.h. mit dem luftgefüllten Holzhammer, eine Narkose verpasst zu ha-

Clowns beim Fensterputzen

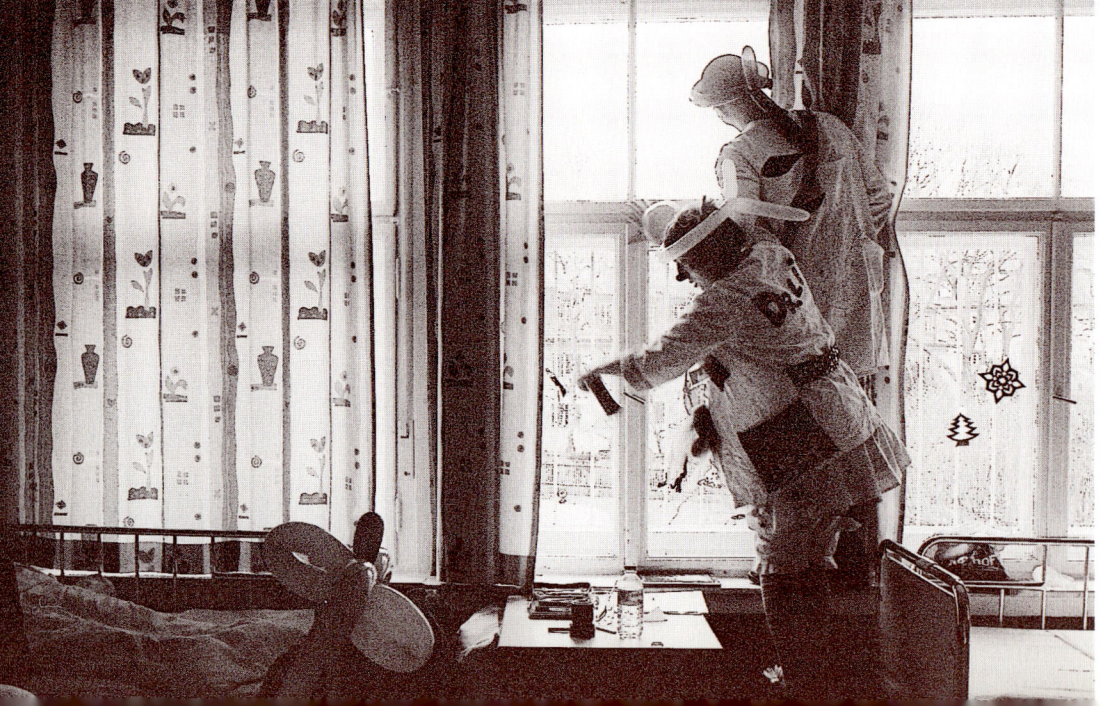

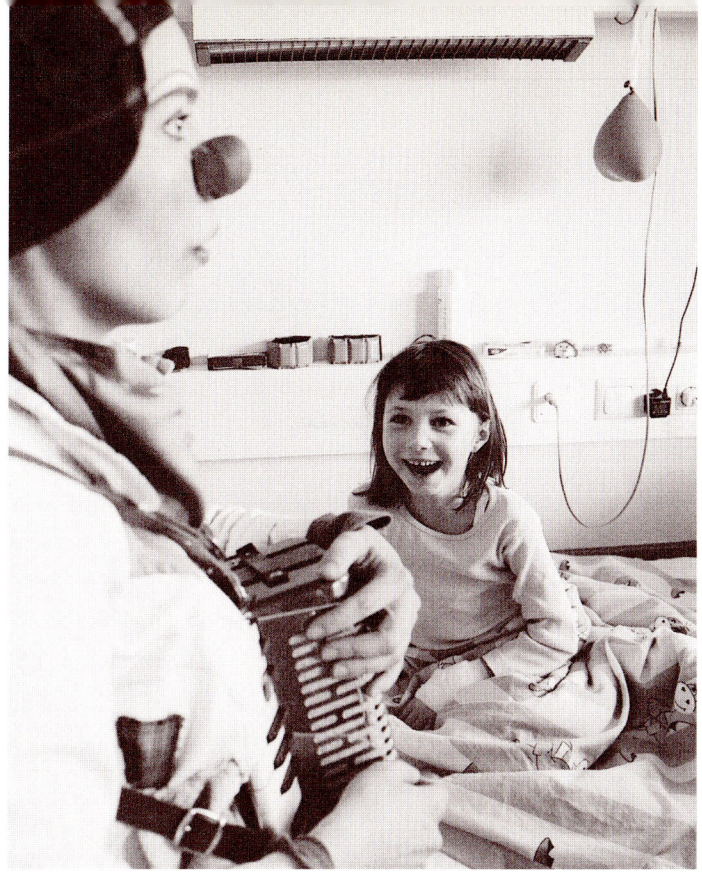

ben. Einer muss den Kindern ja schließlich zeigen, wie Narkose geht. Ständig passieren die dümmsten Missgeschicke. Siehste: Der Clown findet sich in diesem seltsamen Laden auch nicht zurecht ...

„Die Clowns sind so schräg, dass sogar meine Mami gelacht hat!", erzählt der kleine Patrick strahlend, die Backen noch ganz rot vor Aufregung. – Eltern schwer kranker Kinder sind oft in einer psychischen Extremsituation. Die Krankheit des Kindes hat sie aus dem sicheren Leben geworfen, hat sie zu einem Leben zwischen Hoffen und Bangen verdammt. Selbst verzweifelt, müssen sie doch ihrem Kind Trost und Hoffnung geben. Besonders schwierig ist dabei, dass sich schwer kranke Kinder oft selbst vor ihren Eltern verschließen. In einer solchen Situation kann es eine Erlösung sein, einmal gemeinsam zu lachen.

Vom Sinn des Unsinns

Was kann der Clown, was andere nicht können?
Vor allem kann er eines: die Kinder aus dem Krankenhaus entführen. Sie abtauchen lassen in ihre Kinderwelt, und sei es nur diesen einen magischen Moment lang, in dem sich Kind und Clown begegnen.
Beim Kampf der Medizin gegen die Krankheit – so unabdingbar er ist – ist das Kindliche im Kind in Gefahr, unter die Räder zu kommen. Das Krankenhaus ist wie eine gut geölte, kraftstrotzende Maschine, die Tag und Nacht aus vollen Rohren gegen Krankheit und Tod angeht, konsequent und unerbittlich. Ein Kampf, bei dem nicht an Mensch und Material gespart wird, ein zähes Ringen, in dem hochqualifizierte Spezialisten mithilfe modernster

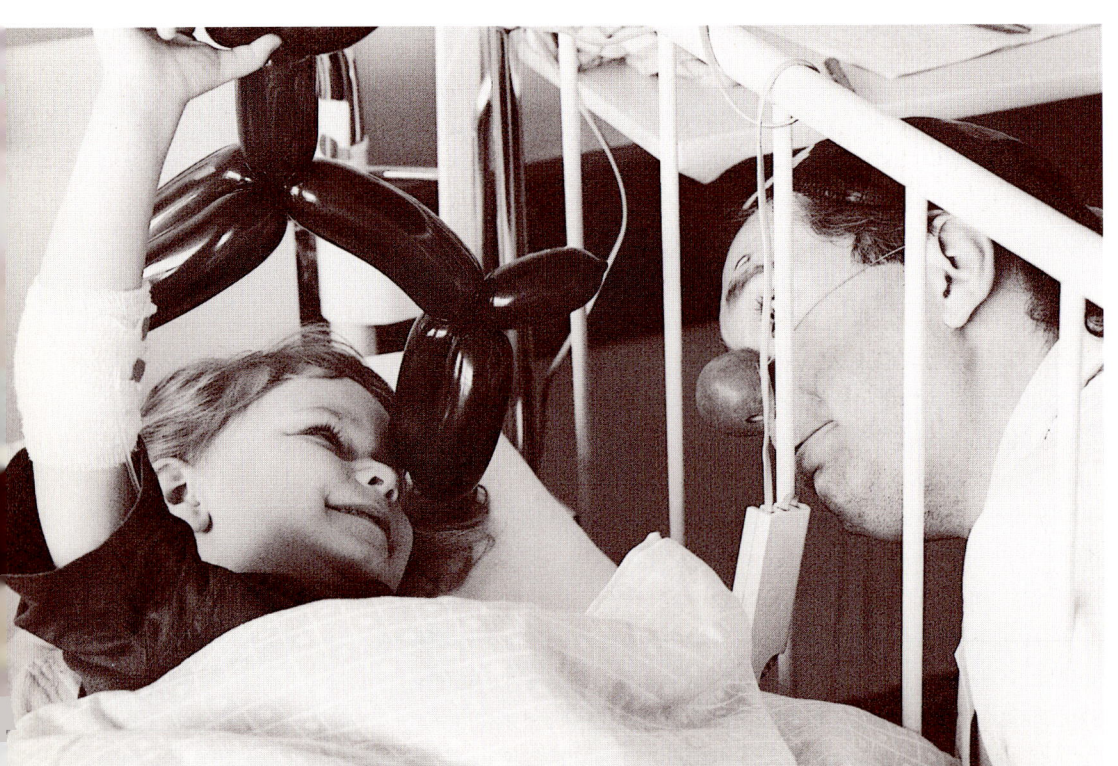

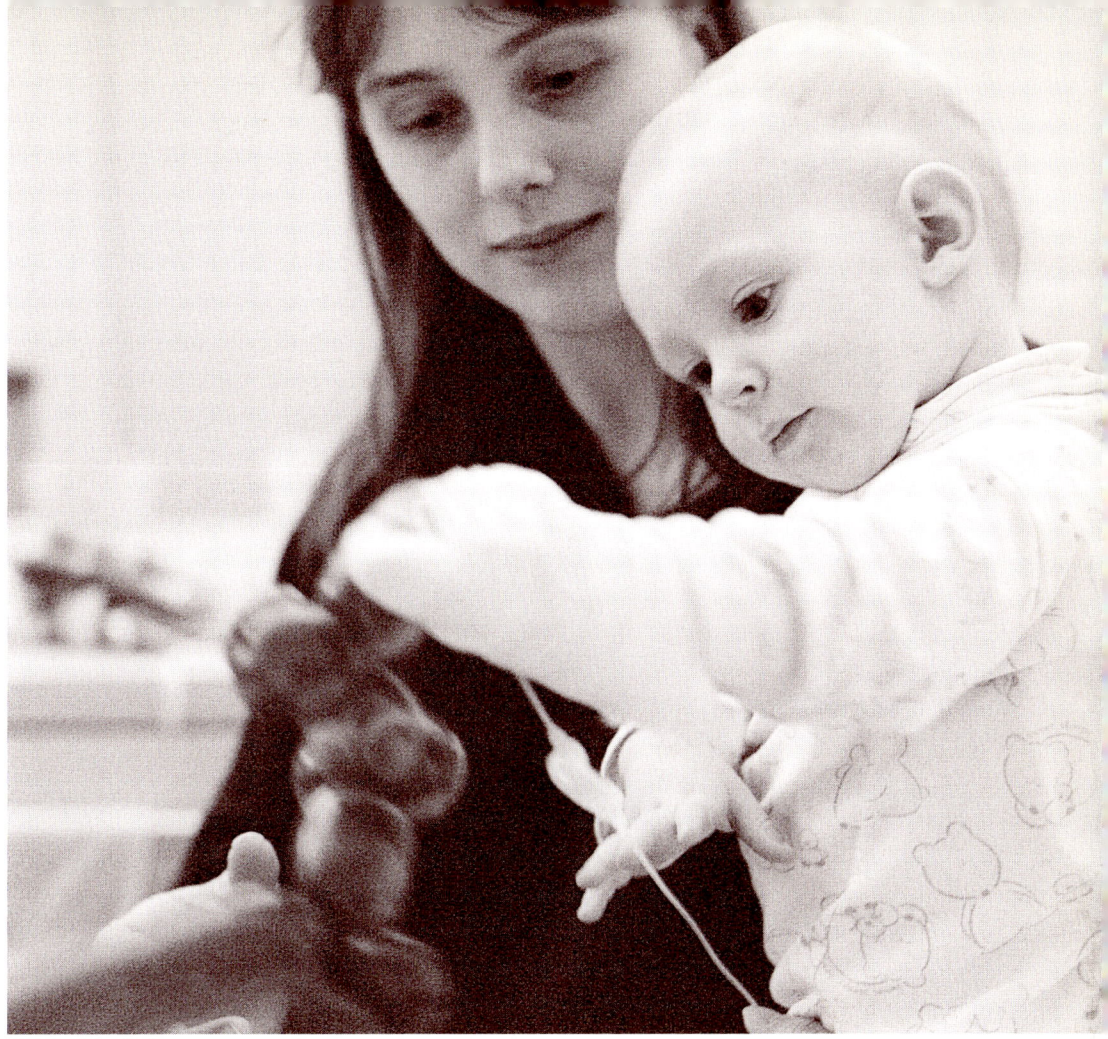

Technik die Grenze zwischen Leben und Tod immer weiter zurückdrängen. Alle geben ihr Bestes, suchen nach den jeweils besten Lösungen und Therapiestrategien, zum Wohle des Kindes.

Aber das Kind hat andere Sorgen. Es versteht das Programm nicht, das über es hinwegrollt. Es will nicht bestrahlt werden, nicht still liegen, es will keine Medikamente nehmen, erst recht nicht gepiekst und angebunden werden. Es will, dass die Schmerzen aufhören, dass es endlich spielen kann, kurz: Es will Kind sein.

Vom Sinn des Unsinns

Die Clowns sorgen dafür, dass das Ringen um den Heilungserfolg dem Kind nicht den Boden wegzieht, auf dem es steht: die Kindheit und den kindlichen Lebensmut. In einer Umgebung, die sich mit Perfektion, Präzision und Ausschließlichkeit auf den kranken Teil des Kindes stürzt, nehmen sie sich ganz bewusst der gesunden Anteile an und stärken sie.

Dabei geht es den Clowns nicht nur darum, die Kinder zu unterhalten. Der Clown ist mehr als der Possenreißer, mehr als der Farbklecks in einem grauen Bild. Das Spiel zwischen Kind und Clown ist eine Begegnung, bei der sich zwei Wesensverwandte treffen – zwei, die von weit her kommen und mit ewig neuem Staunen auf die Welt blicken. Dass der Clown ein Zwitterwesen aus Kind und Erwachsenem ist – ein großes Kind, ein kindlicher Großer – ist das eigentliche Geheimnis seines Zaubers. Er ist ein Erwachsener, dem das Wunder gelungen ist, ein Kind zu bleiben. Deshalb kann er Brücken bauen zwischen der Kinder- und Erwachsenenwelt. Er ist der archetypische Bundesgenosse des Kindes, sein magischer Verbündeter in den Kümmernissen des Kindseins. Er hat etwas von einem guten Freund, bei dem man sich zu Hause fühlen kann, vertraut wie der Geruch von Kakao und Apfelkuchen.

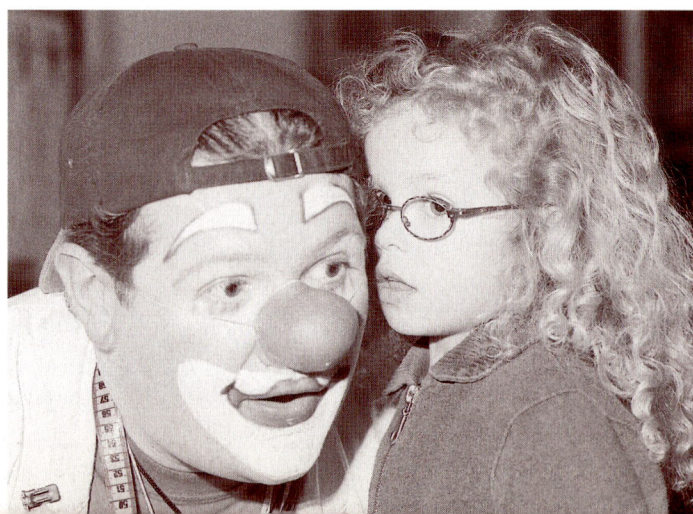

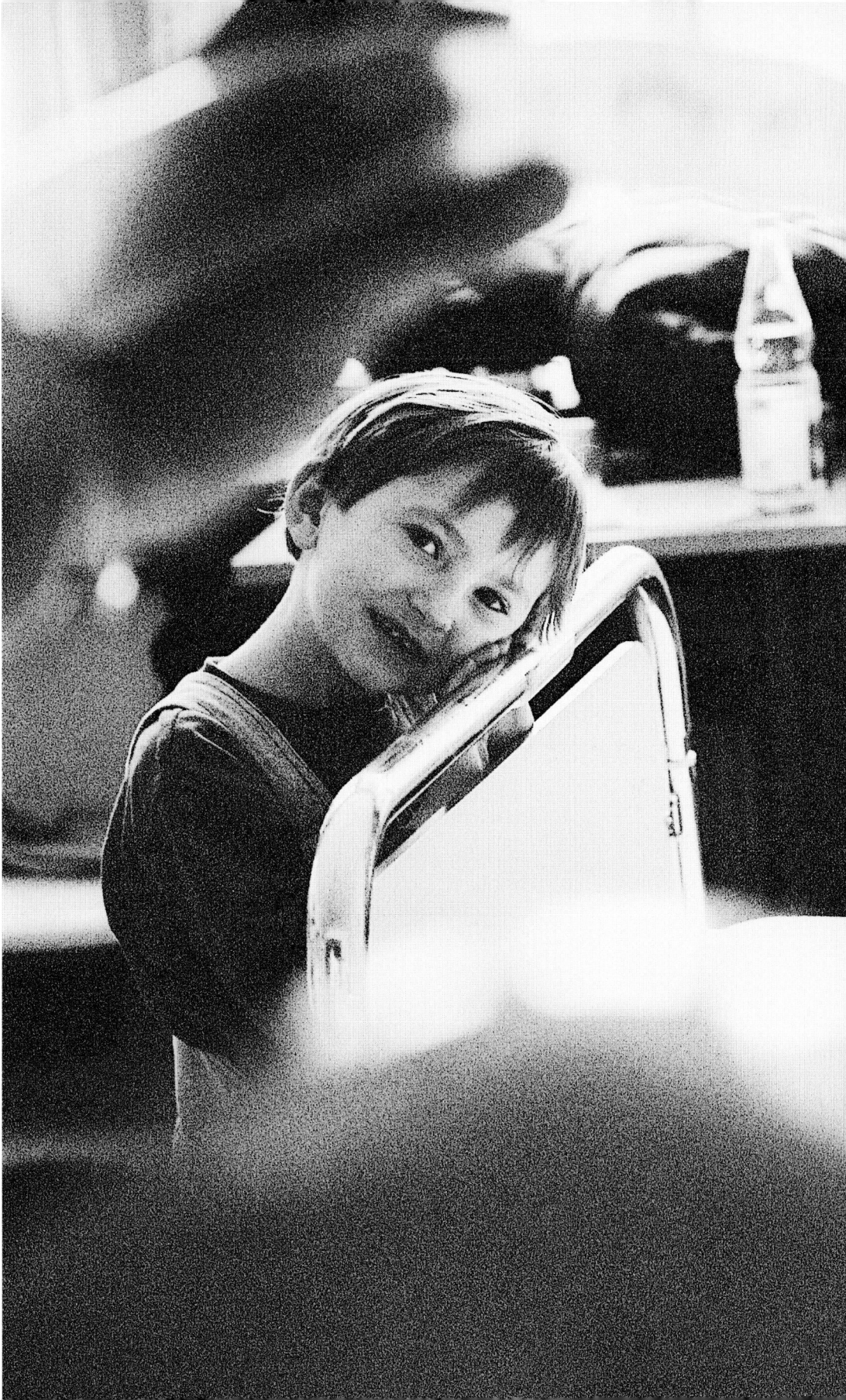

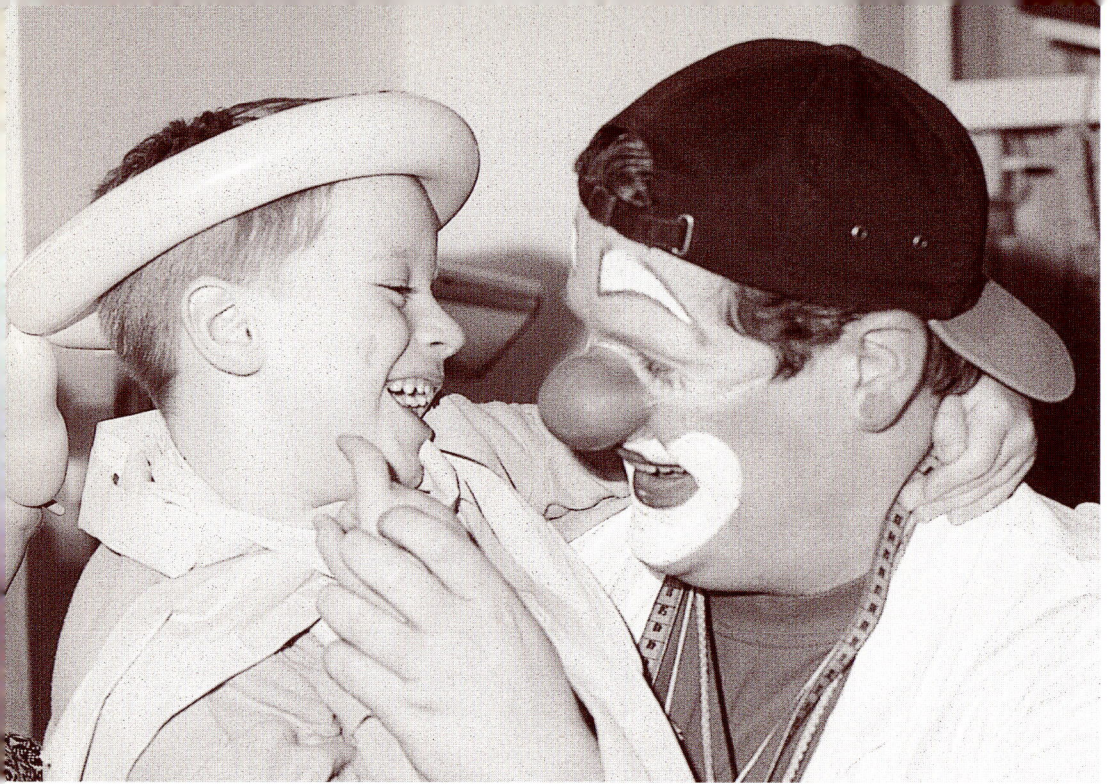

Obwohl er ein Großer ist, sieht er die Welt wie ein Kind. Die alltäglichsten, selbstverständlichsten Dinge werden plötzlich zu etwas ganz Außergewöhnlichem, Unerhörtem, das man erstmal ausprobieren, neu „begreifen" muss, also anfassen, vorzugsweise natürlich falsch herum ... Er ist dem „Imperativ der Vernunft" enthoben. Auf Schritt und Tritt verletzt er Regeln, weil er schlichtweg nichts von ihnen weiß.

Der scheinbare Widerspruch zwischen kindlicher Unvernunft und erwachsener Vernunft wird im Zusammenspiel zwischen dem „weißen" und dem „roten" Clown thematisiert. Der Rotclown – oder „Dumme August" – stellt das ewig unvernünftige Kind dar, der Weißclown dagegen den scheinbar überlegenen Verstandesmensch, der als Vertreter der Erwachsenen-Autorität ständig bemüht ist, dem dummen August Vernunft beizubringen. Ein Unterfangen, das selbstverständlich zum Scheitern verurteilt ist. Dem Rotclown gelingt es mit seinen Mitteln, nämlich der Unlogik, immer wieder, dem Großen ein Schnippchen zu schlagen und dessen Vernunft ad absurdum zu führen.

Der dumme August hat natürlich die Sympathie der Kinder auf seiner Seite. Sie kennen das ja, dass da immer einer ist, der es besser weiß. Und auch das kennen sie: dass ständig etwas schiefgeht. Dass man über seine eigenen Beine stolpert, sich verhaspelt, immer irgendjemandem im Wege steht, und sei es sich selber. Für Kinder sind die Dinge einfach widerspenstiger als für Erwachsene. Überall lauert die Tücke des Objekts. Erwachsenwerden ist ein mühsames Geschäft: Bis etwas einmal klappt, muss es mindestens ein paar Mal schiefgegangen sein, vom Laufenlernen bis zur Liebe.
Und jetzt ist da dieser sympathische Tollpatsch, dem es genauso ergeht. Auch so ein Versager. Mit so einem lässt sich anbandeln, der weiß, wie sich Groß-Werden anfühlt.

Aber auch uns Großen wird es bei den Bruchlandungen des Clowns warm ums Herz. Denn hört das ewige Scheitern etwa mit dem Erwachsensein auf? Natürlich nicht, wir wissen es nur zu gut, auch wenn wir es nicht wahrhaben wollen. Wir müssen „groß" sein, erfolgreich, vorzeigbar. Der Clown stößt uns mit der Nase darauf, dass wir nicht nur die Immer-Großen sind. Er zeigt uns das kleine, ewig stolpernde Kind, das ein Leben lang in uns ist.
Vielleicht ist das der Grund, weshalb vom Clown dieser Hauch von Melancholie ausgeht: er weiß um die Unvollkommenheit der Welt. Er weiß, dass das Leben trotz aller Versuche, es zum trauten Heim zu machen, doch eine Baustelle ist.

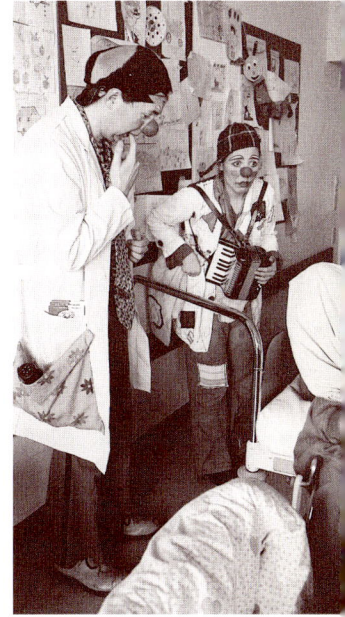

Vom Sinn des Unsinns

Paradoxerweise macht sein Scheitern sogar Mut. Der Clown gibt nie auf, sooft er auch hinfällt. Unbekümmert steht er wieder auf und steuert auf die nächste Katastrophe zu, angetrieben von einem unverwüstlichen Optimismus. Er scheitert nicht wie wir im echten Leben, verschämt und verzagt, sondern mit großer Geste – perfekt, bühnenreif. Er ist Experte im Scheitern. Gerade darin besteht ja seine Kunst – nicht einfach falsch zu spielen, sondern richtig falsch.

Er ist die Verkörperung des Prinzips Hoffnung, aber auch des Prinzips Wahrhaftigkeit. Wo wir uns abmühen, uns ja nicht lächerlich zu machen, trägt er seine Schwächen öffentlich zur Schau, zu dem einzigen Zweck, dass darüber gelacht wird.

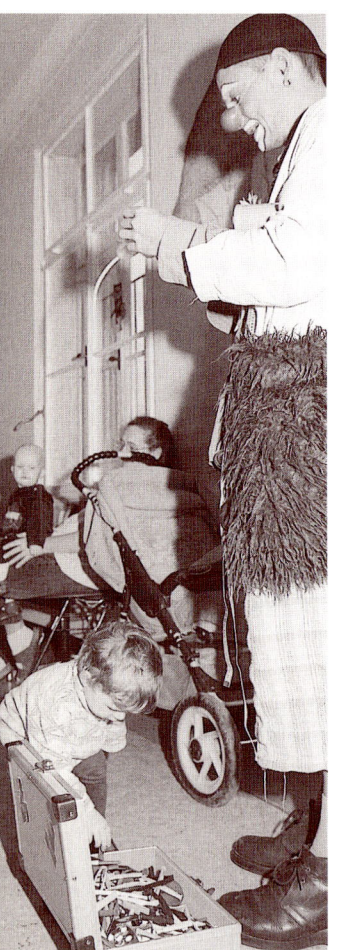

Wenn wir über den Clown lachen, lachen wir auch über uns selber. Lachend begreifen wir, dass Versagen nun einmal zum Leben gehört; dass wir trotz Pleiten, Pech und Pannen mit erhobenem Haupt durch die Welt gehen können.

Gerade kranken Kindern bieten die Missgeschicke des Clowns nicht nur einen Grund zum Lachen, sondern stärken ihr Ego, ihren Lebensmut. Da ist endlich mal jemand – und dazu noch ein Großer! –, der dümmer ist, ungeschickter, noch weniger tüchtig. Der nicht einmal weiß, wie die Geräte funktionieren, was für Medikamente einer nimmt und was das für Untersuchungen sind, die die Ärzte mit einem machen. Und der noch mehr Angst vor den Spritzen hat als man selber! Man muss ihm klarmachen, dass so ein Pieks nun mal dazugehört, wenn man gesund werden will, und im Grunde halb so schlimm ist. Indem es dem Freund mit der roten Nase hilft, wird das Kind selber ein Stück stärker, sicherer, größer.

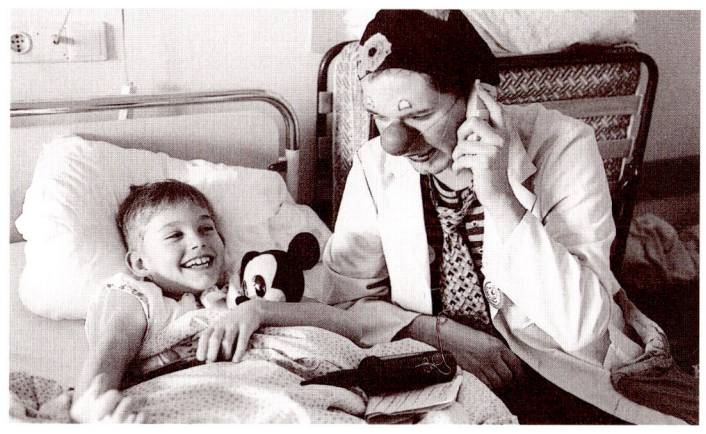

Clown telefoniert mit Gameboy

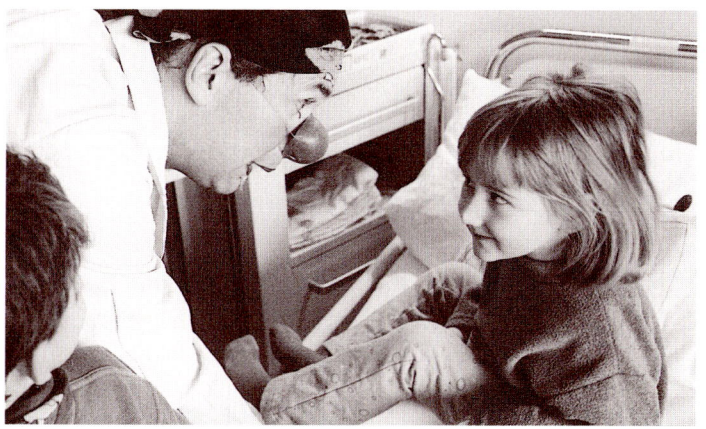

Manchem Kind sitzt selber der Schalk im Nacken, wenn der Clown kommt

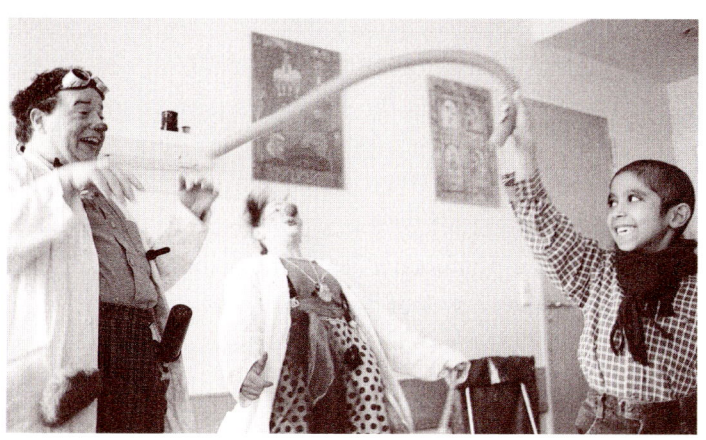

Ab und zu kriegt der Clown auch ganz schön was ab

Vom Sinn des Unsinns

In seiner Dummheit kann der Clown sogar die Wahrheit sagen. Er kann Dinge ansprechen oder tun, die in der Erwachsenenwelt mit Tabus belegt sind. Unbefangen zeigt er auf alles, was ihm merkwürdig vorkommt – und das sind natürlich gerade die Dinge, an denen wir sorgsam vorbeischauen. „Wo ist eigentlich dein anderes Bein?" kann er einen Beinamputierten allen Ernstes fragen, „Hast du es zu Hause vergessen?", wo wir Erwachsene krampfhaft so tun, als sei es das Normalste der Welt, überhaupt nicht der Rede wert, auf einem Bein durch die Welt zu gehen.

Kinder haben nicht nur keinen Sinn für diese Form der Höflichkeit, vielfach leiden sie sogar darunter. Denn gerade das, was sie am meisten umtreibt, wird ja scheinbar ignoriert, nicht beachtet, und damit miss-achtet.

Wie die damals fünfjährige Valerie, die wir bei einem Fototermin zusammen mit ihren Clowns im Schwabinger Krankenhaus kennen lernten, mitten in ihrer ersten Chemotherapie; die Haare waren ihr gerade ausgegangen. Sie konnte richtig wütend werden, dass niemand über das sprach, was sie selber zutiefst beschäftigte: dass sie, die immer so dichtes, langes Haar hatte, jetzt fast kahlköpfig ist.

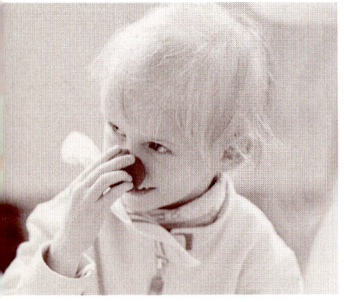

Valerie

Wie sie damals so vor uns stand, das zarte Wesen, ist sie für uns zum Sinnbild für die Tapferkeit geworden, mit der Kinder es mit ihrer Krankheit aufnehmen. Wir haben uns deshalb entschlossen, ihre Geschichte in diesem Buch zu erzählen – stellvertretend für all die anderen Kinder, denen dieser Kampf auferlegt ist.

Die Klinikclowns haben sich ganz bewusst dafür entschieden, um diesen Kampf keinen Bogen zu machen, sondern auf ihre Weise teilzunehmen, an der Seite des Kindes. Sich auf ihre Geschichten einzulassen, auch wenn sie, wie die von Valerie, kein Happy End haben, sondern nichts als die Chronik des ewigen Skandals sind, den das Leiden von Kindern darstellt, das Amoklaufen eines blinden Schickals gegen einen Unschuldigen.

Jeder einzelne Clown stellt sich dieser Herausforderung auf seine Art und findet seine eigene Antwort. „Das Wichtigste ist, dem Kind zu erlauben, Kind zu sein", sagt der Clown Dr. Lo. Seine Kollegin Colli Bum drückt es so aus: „Auch ein sterbendes Kind ist bis zum letzten Atemzug Kind." Oder Spargel: „Es geht immer um die Liebe."

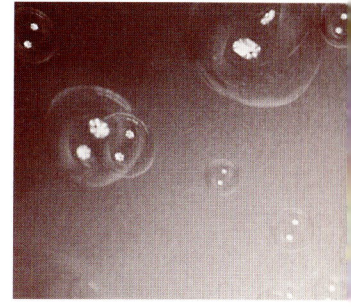

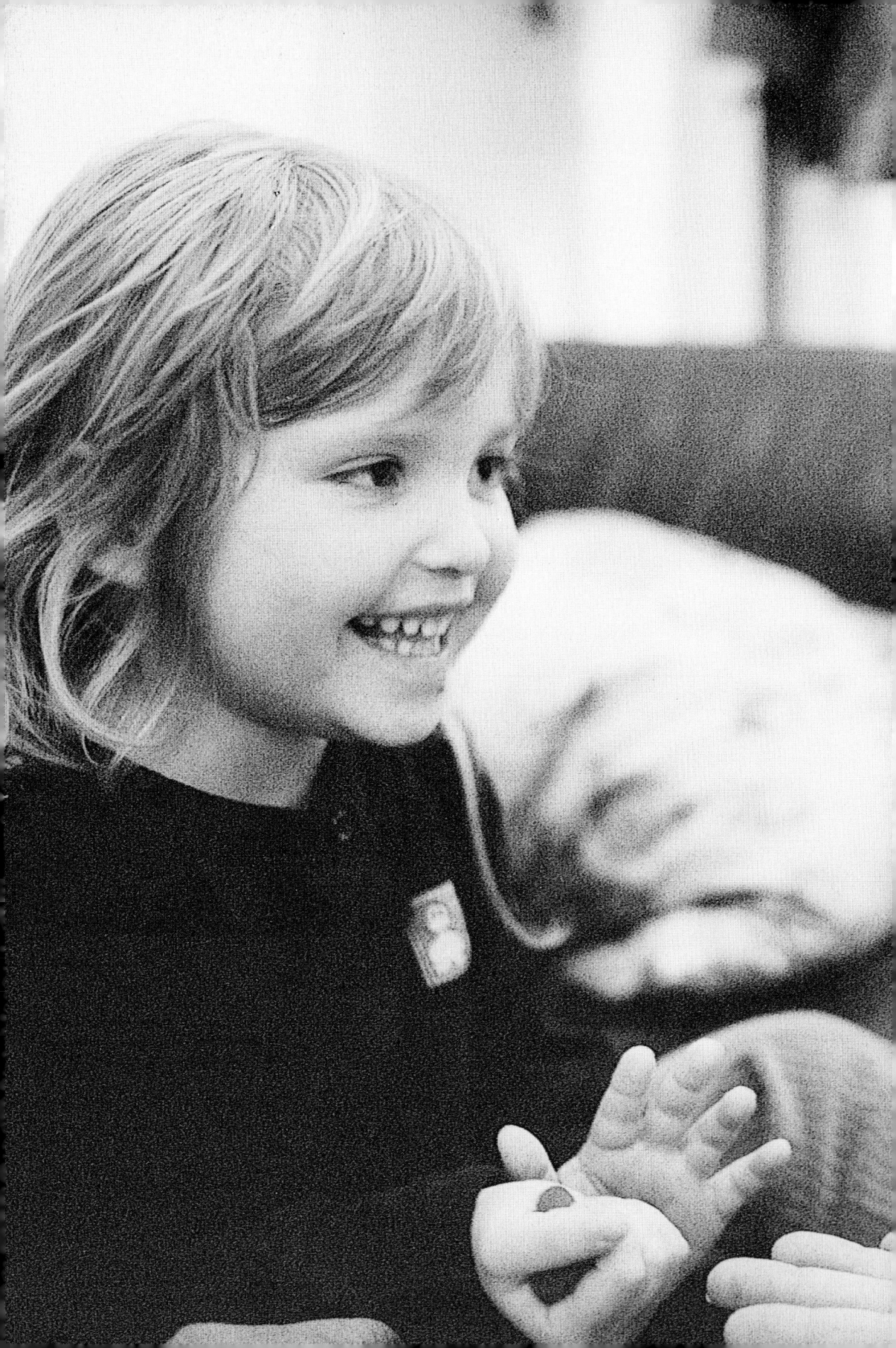

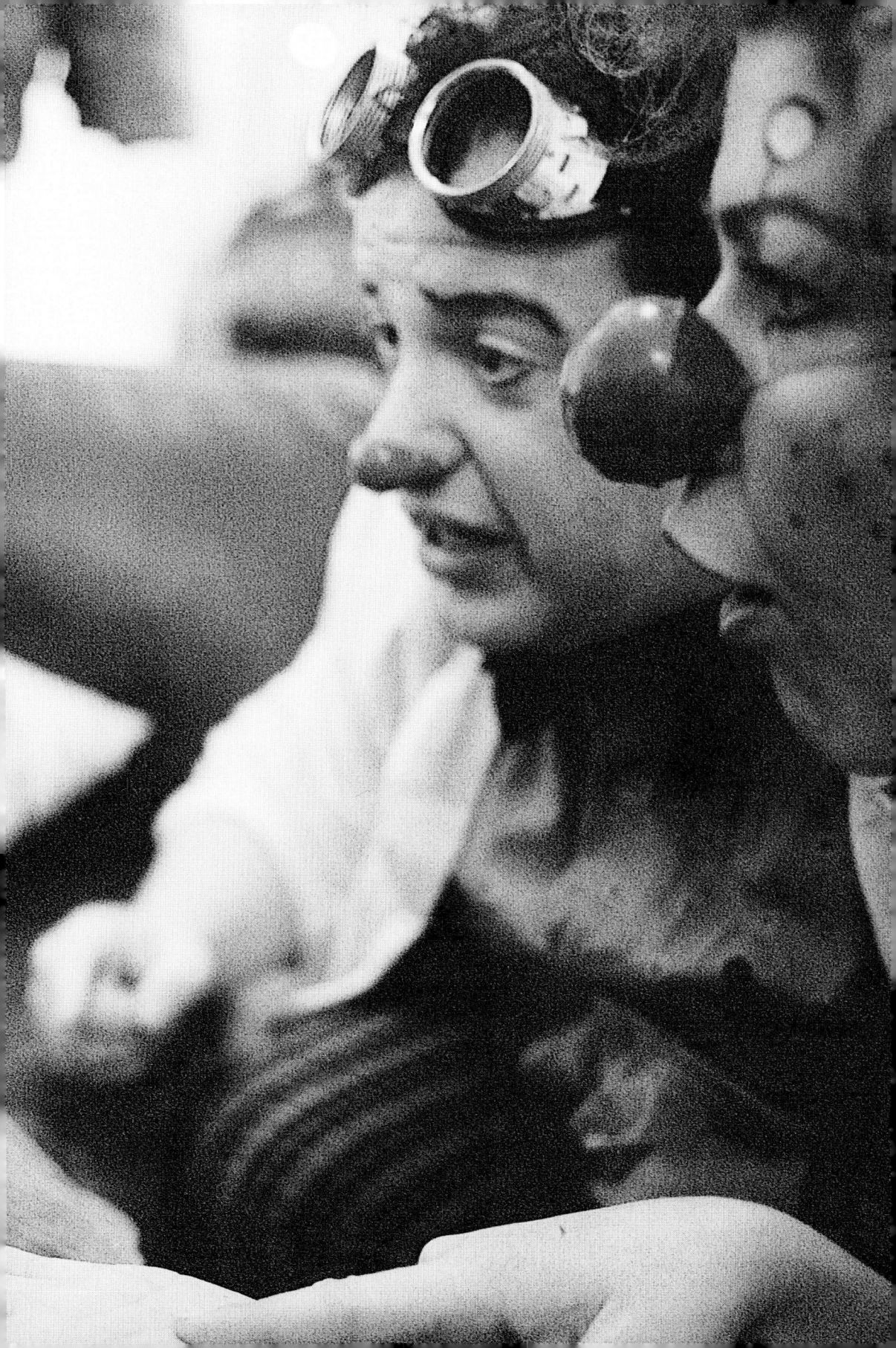

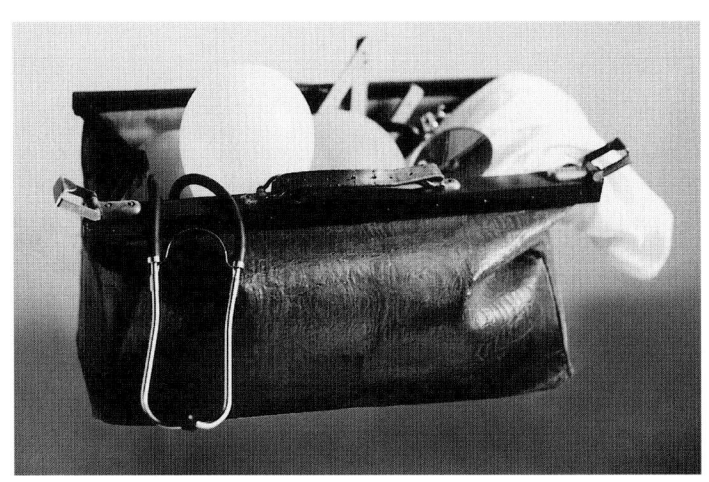

Wie alles anfing ...

... und was daraus wurde

Natürlich ist es nur deshalb so, weil man weiß, dass er Clown ist. Aber wenn man dieses Gesicht vor sich hat, fliegt er einen einfach an, der Gedanke: Genau so muss ein Clown aussehen, wenn er die rote Nase und seine Schminke abgenommen hat.

Ein lebendiges, ausdrucksstarkes Gesicht; ernste, dunkle Augen, über denen die Augenbrauen in ständiger Bewegung sind. Dieser Mann redet mit den Augen. Auch sein Lächeln kommt von den Augen, es strahlt in den Augenwinkeln auf, da, wo die vielen Lachfalten anfangen und in alle Richtungen losziehen. Natürlich macht auch der Mund mit, die Mundwinkel kommen erstaunlich weit nach oben, wie bei einem – ja, wirklich! – Clown. Aber so schnell es aufblitzt, so schnell ist dieses Lächeln auch wieder verschwunden, es ist eher eine Lächel-Attacke. Danach überwiegt wieder das Ernste in diesem Gesicht, die Falten und Furchen, die Tränensäcke unter den Augen, die es ein bisschen müde wirken lassen: Hier ist einer, der viel gekämpft und viel gesehen hat und nun eine kleine Rast brauchen könnte. Ein Mann von 55 Jahren, der im Jetlag ist und gerade einen großen Auftritt hinter sich hat, vor ein paar hundert Clowns aus ganz Europa, an dessen Ende er mit stehenden Ovationen bedacht wird. Michael Christensen, der erste Klinikclown.

Wir sitzen in einem dieser trübselig-grauen Konferenzzimmer eines trübselig-grauen Hotels. Viele Clowns saßen auf diesen Stühlen wohl noch nicht; vielleicht überhaupt kein Mann ohne Krawatte. Michael Christensen trägt das Hemd oben offen, an seiner Kleidung ist nichts Auffälliges. Warum auch, man landet ohnehin in seinen Augen.

Wie alles anfing...

Er ist nicht groß, aber raumfüllend. Die Stimme genauso. So leise, dass man gar nicht anders kann, als zuzuhören.
„Wie es zu den Klinikclowns kam, ist eine lange Geschichte ... eine gute Geschichte."
Er räuspert sich. „Angefangen habe ich als klassischer Schauspieler ..."
Schon sind wir mittendrin. Von der Bühne geht es erst einmal hinunter auf die Straße, zum bunten Völkchen der Gaukler, Pantomimen und Akrobaten. Bei der berühmten San Francisco Mime Troupe lernt Michael das Jonglieren. Mit einer Straßentheater-Gruppe tritt er in Vorstellungen gegen Nixon und den Vietnamkrieg auf. Es sind die 70er, „wo man entweder dafür war oder dagegen", die Zeit des großen Aufbruchs.
Für Michael führt der Aufbruch erst einmal nach Europa, zusammen mit Paul Binder, den er in der Artisten-Szene kennengelernt hat. Jonglieren gegen den Krieg kann man überall. Von London aus – „wo wir so ziemlich von jeder Straßenecke, an der wir spielen wollten, verjagt wurden" – geht die Wanderschaft durch Frankreich, Italien, Griechenland bis Istanbul, und wieder zurück. Die beiden tingeln durch die Straßen, Clubs, Cabarets und Festivals. Eines Tages werden sie bei einem Auftritt in Paris von der Grande Dame der Zirkuswelt, Annie Fratellini, entdeckt, die sie schon bald an ihren gerade eröffneten „Nouveau Cirque de Paris" holt. Die nächste Etappe zu den Klinikclowns ist zurückgelegt: von der Straße in die Kuppel.

„Hier haben wir eine Heimat gefunden", sagt er mit seiner sanften Stimme. Von Clown ist damals noch nicht die Rede, die beiden arbeiten wie bisher, als Komiker und Jongleure. Sie ziehen mit dem Zirkus durch Frankreich und genießen dieses Leben. Als das Duo nach dem Ende der Saison nach Amerika zurückkehrt, bringt es eine

Michael Christensen als Dr. Stubs, der erste Klinikclown

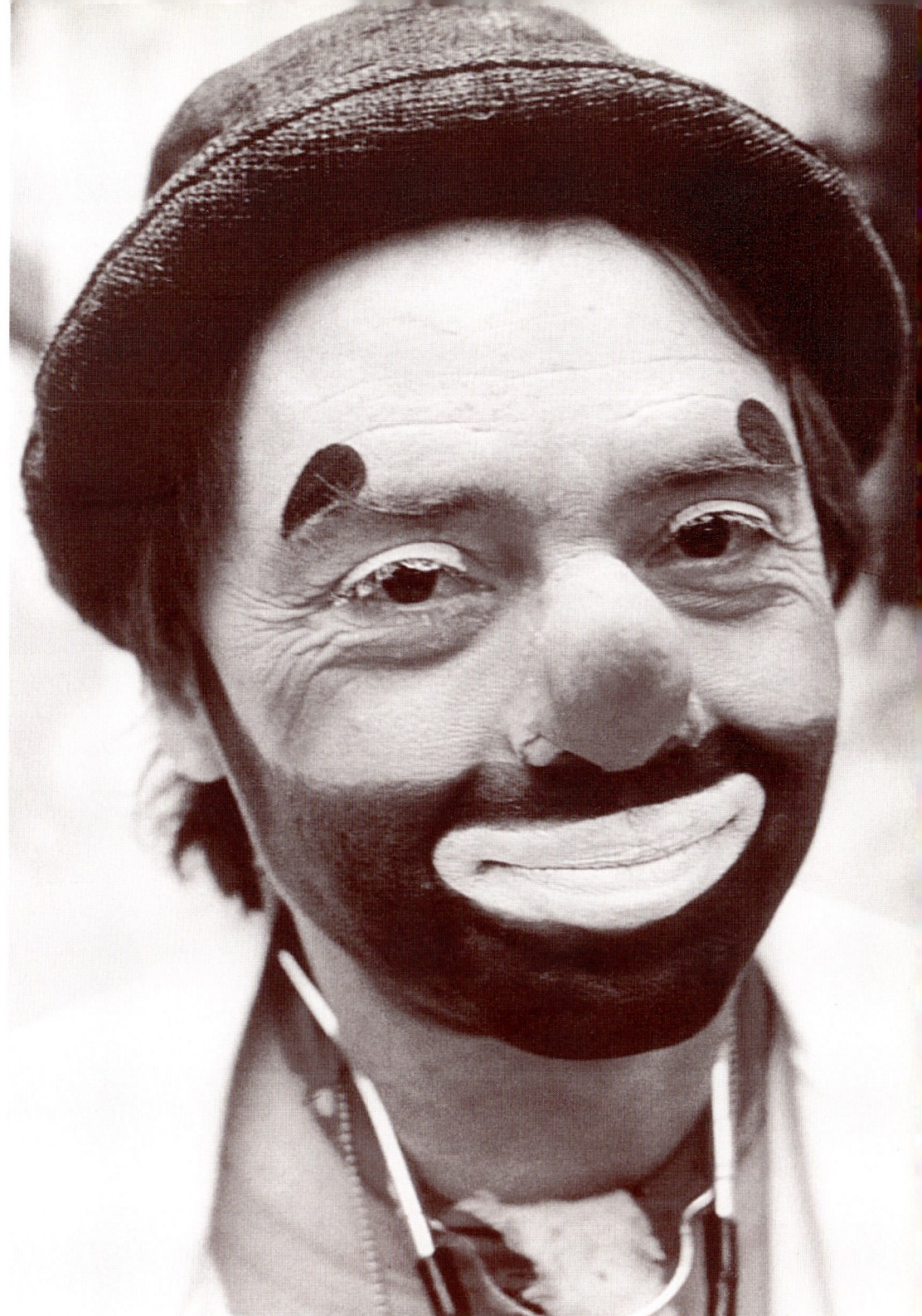

Wie alles anfing...

ziemlich verwegene Idee mit – sie wollen einen eigenen Zirkus aufmachen. In einem kleinen, grünen Zelt in New York findet 1977 die erste Aufführung statt. Paul Binder gibt den Zirkusdirektor, Michael ist der Clown, und wird es die nächsten zwölf Jahre bleiben.
Der Big Apple Circus ist von Anfang an eine gemeinnützige Unternehmung. Ein Zirkus der alten Schule ist in Amerika damals etwas ziemlich Neues. Er trifft den Nerv des Publikums. Das Unternehmen wächst und wächst, von Jahr zu Jahr kommen neue und bessere Nummern dazu, mehr Künstler, mehr Auftritte, und das hätte so weitergehen können, wenn nicht ...

Er macht eine lange Pause und blickt irgendwo in die Ferne.
„Sie wissen, dass ich einen Bruder habe, vier Jahre älter als ich – Kenneth ..." Seine Stimme ist jetzt noch leiser geworden.
1985 stirbt Kenneth an Krebs, er ist gerade 42 Jahre alt. Michael bleibt zurück wie ein Häufchen Elend. Mehr schlecht als recht geht es weiter.
Ein paar Monate später kommt ein Anruf aus einer New Yorker Kinderklinik. Einer dieser Zufälle, wo man sich hinterher fragt, ob so etwas wirklich Zufall sein kann. Man hätte gerne Clowns für eine Party, die alle zwei Jahre für herzoperierte Kinder gegeben wird. Michael sagt zu, und irgendwie ist sie plötzlich da, die Idee: Sie treten als Clown-Doktoren auf! Zusammen mit zwei anderen Clowns vom Big Apple Circus geht er in weißem Kittel und mit roter Nase zu dem Fest. Es werden Krankenhaus-Witze gemacht, die Herren Doktoren parodiert. Michael weiß ja, wie es in einem Krankenhaus zugeht, er hat genug Ärzte gesehen, als Kenneth krank war, und nun kann die heilige Ordnung mal so richtig schön auf den Kopf

gestellt werden. Die Vorstellung ist ein voller Erfolg. Die Kinder, das Personal, die Klinikleitung, alle sind begeistert. Warum probiert man das Ganze nicht einmal auf Station aus? Und siehe da: es funktioniert. Die Klinik will, dass die Clowns regelmäßig kommen, Gelder werden aufgetrieben, es kann losgehen. Die Klinikclowns sind geboren.

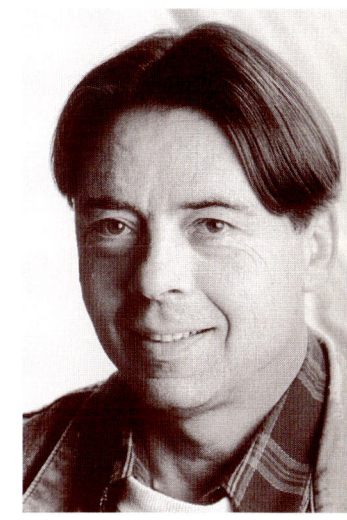

Und was hat das alles mit seinem Bruder zu tun?
Wieder sagt er eine Weile gar nichts. Er schaut auf. Jetzt kommt was.
„Als mein Bruder tot war, war ich so traurig, dass ich mich auf meinen Knien in der Kirche wiederfand und Gott anflehte: Ich werde alles tun, was du von mir willst, wenn du mir nur sagst, was ... Ich war vollkommen verloren – und dadurch verfügbar." Verfügbar? „Ja, verfügbar ... Offen." Offen für die neue Idee, die kurz darauf auftauchen sollte. „Es ist eine größere Macht am Werk als unser Wille. Ich glaube, dass das Geschenk, das mein Bruder mir gemacht hat, als er starb, darin bestand, dass ich die Gelegenheit bekam, jeden Willen loszulassen. Und als ich das endlich konnte, war plötzlich Platz da für..." Er unterbricht sich. „Es klingt vielleicht etwas kitschig – aber ich meine so etwas wie Gott, oder das Leben, oder ein universelles Gewissen."
„Es gibt da auch noch eine ganz konkrete Verbindung zu meinem Bruder – die Arzttasche. Bevor er starb, schenkte er mir eine alte Arzttasche. Er hatte sie auf dem Flohmarkt gekauft und dachte, dass vielleicht sein Bruder, der Clown, etwas damit anfangen könnte. ‚Michael, du hast für solche Sachen doch immer Verwendung ...'"

Nach Kenneths Tod gerät die Arzttasche zunächst in Vergessenheit. Erst als der Anruf aus der Kinderklinik

Wie alles anfing...

kommt, fällt sie ihm wieder ein. Sie wird zur Grundausstattung des Doktor-Clowns. „Aus dieser Tasche ist alles gekommen. Mein Bruder hat mir damit das Werkzeug hinterlassen, und die emotionale Grundlage."

Nachdem im ersten Krankenhaus alles gut eingespielt ist, kommen Anfragen von anderen Kinderkliniken. Michael gründet eine eigene Abteilung am Big Apple Circus, die die Arbeit der Clown-Doktoren koordiniert: die Clown Care Unit. Heute sind dort sechzig Clowns beschäftigt, die Kliniken in New York, Boston und vielen anderen amerikanischen Städten besuchen.

1990 schwappt die Idee über den Atlantik. In der Zeitschrift „Life" erscheint ein großer Artikel über die „Clown-Doktoren", kurz danach in gekürzter Form auch im „Stern". Die Idee wird mit einem Schlag bekannt und findet Nachahmer auf der ganzen Welt.
Unter ihnen ist eine veritable Gräfin, Stephanie von Windisch-Graetz. Zusammen mit einer Ärztin und einer PR-Managerin gründet sie 1991 in der österreichischen Hauptstadt die „CliniClowns Austria", und gibt auch bei der Entstehung der ersten Klinikclown-Vereine in Belgien und Holland Starthilfe. Zwei Jahre nach dem einträchtigen Beginn kommt es in Wien zum Schisma: Eine Fraktion macht sich unter dem Namen „Rote Nasen Clowndoctors" selbständig und existiert fortan neben der bestehenden Initiative her.
In der Schweiz greifen 1993 die Brüder André und Jan Poulie die Klinikclowns-Idee auf und widmen sich mit ihrer „Theodora-Stiftung" der Förderung der Clownsarbeit. Mittlerweile ist die Stiftung auch über die Schweiz hinaus aktiv, bis nach Spanien und England.

Die erste deutsche Initiative geht direkt auf eine ehemalige Mitarbeiterin von Michael Christensen an der „Clown Care Unit" zurück, Laura Fernandez. 1994 gründet sie in Wiesbaden die „Clown Doktoren", die heute im ganzen Rhein-Main-Gebiet auf „Visite" gehen.

Von Wiesbaden springt der Funke nach Berlin über, wo die Clowns „Daniel" und „Klecksi" schließlich nach langer Suche ein Krankenhaus finden, das sich auf das Experiment einlässt. Inzwischen beschäftigt sich dort sogar die richtige Wissenschaft mit den Clowns, und über ihre Arbeit ist ein schönes Buch erschienen.*

Wenn eine Idee erst einmal in der Welt ist, ist sie gleich überall. In ganz Deutschland blühen nun Klinikclowns-Initiativen auf, manche – wie die an den Universitätskliniken Münster oder die „KlinikClowns" in München – nach dem Vorbild der Urzellen in Wiesbaden und Wien, andere „einfach so": Einer hat etwas von den Clowns in Krankenhäusern gehört, und fängt selber an, allein oder mit einer kleinen Schar Gleichgesinnter, man gründet einen Verein, versucht Klinikchefs zu begeistern, bemüht sich um Spendengelder ...

Heute exisitieren fast fünfzig Projekte im deutschsprachigen Raum, von den „Medicus Comicus" in Südtirol bis zur Clownin Traudi auf Norderney, von „Kikk" in Köln bis zu den „MediClowns" in Dresden. Darunter große Vereine wie in Wien, Wiesbaden oder München, aber auch Einzelkämpfer, wie Dr. Bolo alias Jorge Bolognino in Hamburg, den man vielleicht als den dienstältesten deutschen Klinikclown bezeichnen kann. Manche Initiativen sind straff organisiert, andere eher spontimäßig. Manche besuchen ihre kleinen Patienten, ganz wie die ersten Klinikclowns um Michael Christensen, als Clown-Doktoren, immer mehr jedoch als „normale Clowns",

* Joachim Meincke (Hrsg.):
ClownSprechstunde
Verlag Hans Huber, Bern

Wie alles anfing...

*Von der Initiative „BuntesBundesBündnis" organisiertes Treffen

falls es so etwas gibt. Das ganze Spektrum kann man einmal im Jahr beim „BuBuBü"* antreffen, wo die Szene zum Erfahrungsaustausch und Feiern zusammenkommt. Eine ziemlich bunte Mischung, wie man es von Clowns nicht anders erwartet.

„Ein ganz neuer Beruf ist das, der da entstanden ist", sagt Michael Christensen mit seiner Samtstimme.
Ein Beruf. Er legt Wert darauf. „Das sind alles Profis – Musiker, Zauberer, Pantomimen, Artisten. Sie sind schon Profis, wenn sie zu uns kommen. Wir bilden sie dann zusätzlich für die Arbeit im Krankenhaus aus und bezahlen sie. „Wir wollen in unserer Arbeit den höchstmöglichen Standard erreichen." Jetzt redet er doch noch wie ein Manager. Der Manager seines Lebenswerks.
„Sie sprechen mit jemandem, der seine Bestimmung kennt. Meine Bestimmung ist völlig klar. Meine Aufgabe auf diesem Planeten war es, dieses Ding auf die Beine zu stellen, das wir die Klinikclowns nennen. Für diese Aufgabe bin ich geboren worden."

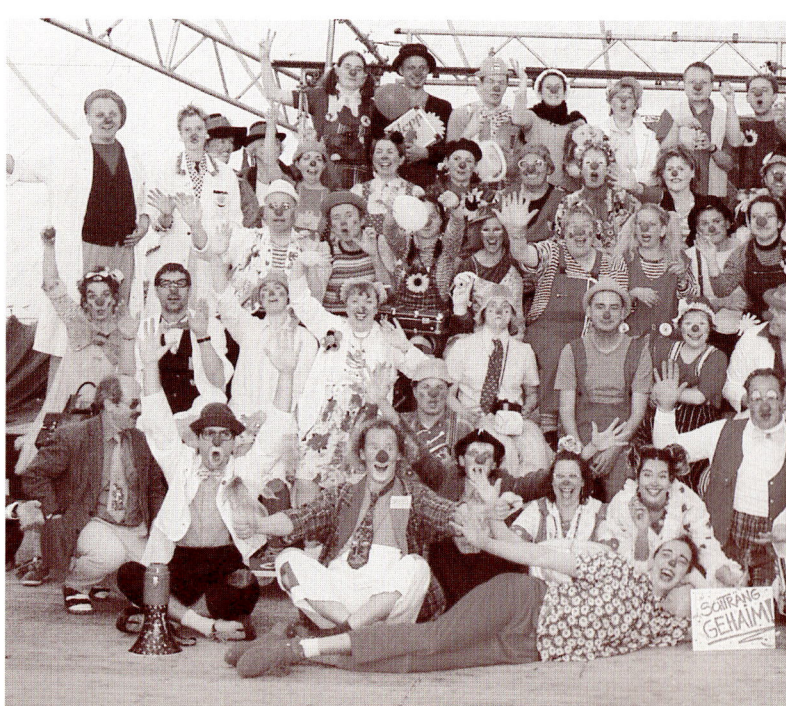

…und was daraus wurde

Eine Aufgabe, die er ernst nimmt. Er ist viel unterwegs, um die Klinikclowns bekannt zu machen. Er arbeitet an einem weltweiten Netzwerk der Organisationen, das Standards setzen soll für die Weiterentwicklung des Berufes.

Daneben ist er weiterhin künstlerischer Leiter des Big Apple Circus – jedes Jahr eine neue Show, ein ziemlich unruhiges Leben. Man hat wenig Zeit für die eigenen Kinder, wenn man Vater so vieler Klinikclowns ist.

„Manche sagen schon Großvater …", sagt er und lacht sein Clownslächeln.

Man spürt den Stolz. „Es ist etwas Größeres als ich es mir jemals hätte vorstellen können. Ich hätte nie geglaubt, dass meine Arbeit in New York so viele Menschen dazu inspirieren würde, so vielen Menschen auf so viele Arten zu helfen."

Er strahlt glücklich, wie ein beschenktes Kind. Und wirkt jetzt kein bisschen mehr müde.

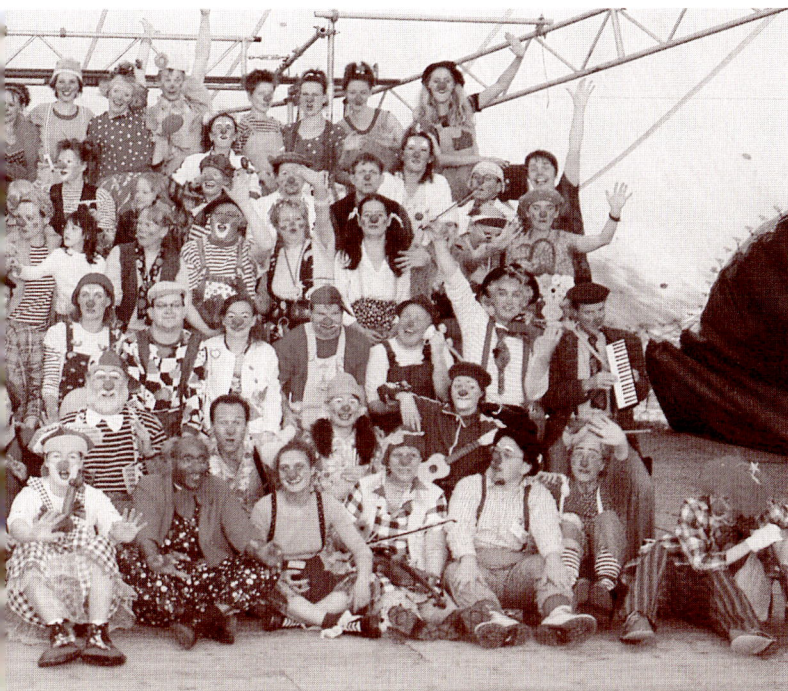

BuBuBü, Berlin 2003
Abschiedsphoto.
120 Klinikclowns auf einem Haufen

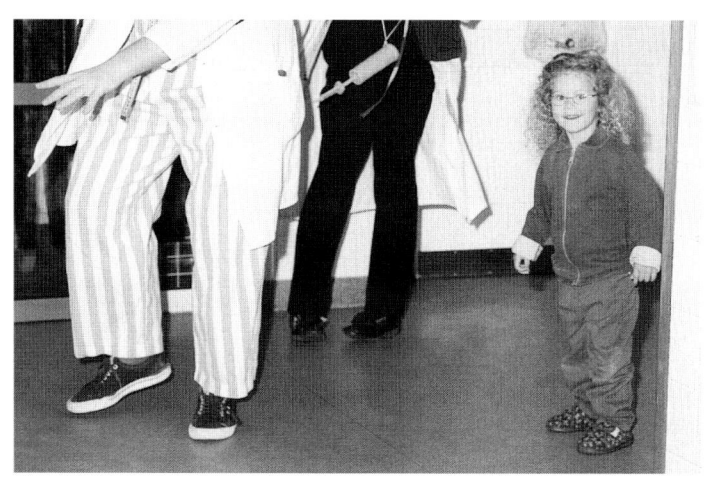

Die Clowns kommen!

Bevor er die rote Nase aufsetzt, ist der Clown ein ganz normaler Mensch. Mit einem ganz normalen Vor- und Zunamen.

Prayan Federl zum Beispiel – was den Vornamen angeht vielleicht nicht ganz normal, es ist sein Sanyassin-Name. Sein bürgerlicher Name ist Christian Federl, und so steht er auch im Vorlesungsverzeichnis der Fachhochschule München, Fachbereich Industriedesign – als Leiter der Modellwerkstatt.

Dort sitzt er an diesem Montag um 11 Uhr 30 auf seinem Drehstuhl in dem kleinen Büro gleich neben der Werkstatt und kümmert sich mit Rat und Tat um seine Studenten. Einer will wissen, wo er ein bestimmtes Werkzeug findet, eine andere will eine Holzschale mit einem Stab aus Plexiglas versehen und fragt mit gekonntem Augenaufschlag, ob er ihr da nicht helfen kann. Der nächste kauft irgendein Kunststoff-Material, das Kilo zu fünf Euro, zahlbar cash Kralle. Der Meister kassiert, schon sind zwei weitere Jungdesigner in der Tür. Ein Metallstück passt nicht. Prayan Federl geht zur Schleifmaschine und feilt das Stück zurecht.

Wie er so an der Maschine steht, hätte er im sozialistischen Realismus ein gutes Modell abgegeben, „nachdenklicher Arbeiter" oder so. Athletische Figur, schön modellierte Muskeln, durch das schulterfreie Shirt noch betont. Kahlgeschorener Kopf, fein geschnittene Gesichtszüge. Vor allem aber die Hände. Große starke Hände, wie geschaffen für den Hammer des Sozialismus, und doch sind die Finger zart, für die feineren Dinge des Lebens bestimmt. Nicht ganz ins Bild passen der Ring im Ohr und der Szene-Ziegenbart, die keinen Zweifel daran lassen: hier steht ein Künstler. Die Werkstatt ist der Brotjob.

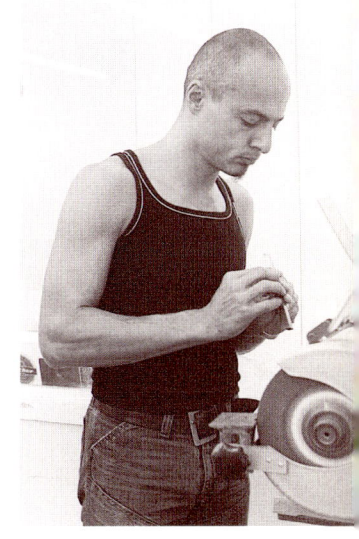

Die Clowns kommen!

Prayan Federl schaut auf die Uhr. Zehn vor Zwölf. Wenn er Corinna nicht warten lassen will, muss er jetzt Schluss machen. In zehn Minuten wird sie am Savigny-Platz stehen, wo sich die beiden jeden Montag treffen, um in Prayans VW-Bus nach Augsburg zu fahren. Dort werden sie sehnlich erwartet, von einer Schar Kinder in abwaschbaren Krankenhausbetten, mit Gipsbeinen, Ausschlägen und Schlimmerem. Kinder, die sie nur als Dr. Lo und Prof. Dr. Dr. Mehlwurm kennen.

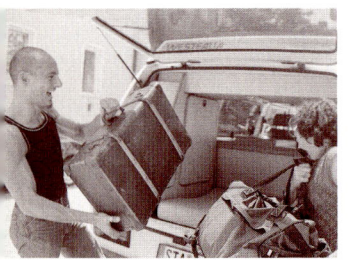

So wie die beiden fahren jeden Tag normale Menschen mit normalen Namen los, mit dem Fahrrad, Zug oder Auto, allein oder zu zweit. Und tauchen irgendwann auf einer der Kinderstationen wieder auf, mit ziemlich verändertem Aussehen und unter anderen Namen.

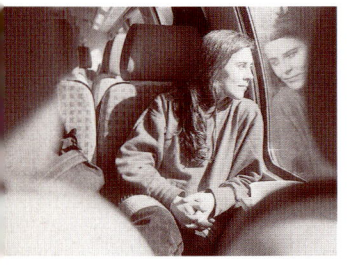

Georgia Netschajew zum Beispiel. Jeden Mittwoch sitzt sie im Zug nach Landshut, auf dem Weg ins St. Marien Kinderkrankenhaus. Die Kinderstation betritt sie dann als Dr. Schirmine Schimmelpilz. Beruflich ist sie sonst Schauspielerin.
Oder Kristina Kaiser. Mit ihrem Polo mit der Zitrone drauf macht sie sich einmal die Woche auf den Weg in die Kinderklinik Worms, wo sie als Zitronella bekannt ist. Daneben hat sie alle Hände voll damit zu tun, sich als Pantomimin über Wasser zu halten.

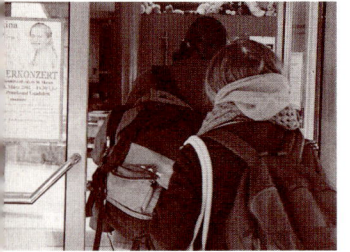

Bei den Brotberufen der Klinikclowns gibt es eigentlich nichts, was es nicht gibt. Durchaus nicht alle kommen aus der Künstlerwelt – Markus Schmidt z.B. ist Diplomkaufmann. Für einen Clown ist das schon ziemlich exotisch. In Dresden bei den MediClowns gibt es sogar einen leibhaftigen Juristen.

46

Die Umkleide der Clowns in einer Klinik sieht ein bisschen anders aus als die im Theater. Meistens gehört der Raum, in dem der Clown entsteht, eigentlich schon jemand anderem, den Schwestern, den Erziehern oder den Psychologen. Oder es wird ein Arztzimmer zweckentfremdet, das urlaubshalber gerade leersteht, ein Besprechungszimmer, ein Badezimmer oder irgendeine Abstellkammer unter dem Dach.

Die alte Kleidung verschwindet im Schrank oder über einer Stuhllehne. Aus irgendwelchen Koffern und Taschen kommen Hosenträger, Latzhosen, Schlafanzüge, Ringel-Shirts, Westen zum Vorschein. Perücken, Brillen, schräge Hüte, Bademäntel, Arztkittel mit bunten Flicken und vielen Taschen drauf.
Dann die ganzen Clowns-Utensilien: Musikinstrumente, Handpuppen, Wasserspritzen, quietschende Reflexhämmer, überdimensionierte Fieberthermometer, Stethoskope mit Musik. Dazu Mäuse, Äffchen, Häschen, die ganzen Zappeltierchen, die immer verschwinden und dann an den unmöglichsten Stellen wieder auftauchen. Und Zaubersachen natürlich. Und allerlei Krachmachgerät, Tröten, Pfeifen, Rasseln. Und Seifenblasen, von den großen schwabbeligen bis zu den süßen kleinen.
Die Hosen- und Kitteltaschen füllen sich mit dem ganzen Krimskrams, der Kinder anzieht wie das Licht die Motte. Auch hier sind die Clowns Clowns: Es gibt keine Regeln. Manche sind Minimalisten, die fast nichts mitnehmen, andere schleppen tonnenweise Ausrüstung mit sich rum. Auch beim Schminken gibt es Puristen, die mit ein paar Strichen im Gesicht auskommen, und barocke Geschmäcker, die satte Farben bevorzugen, schön dick aufgetragen.

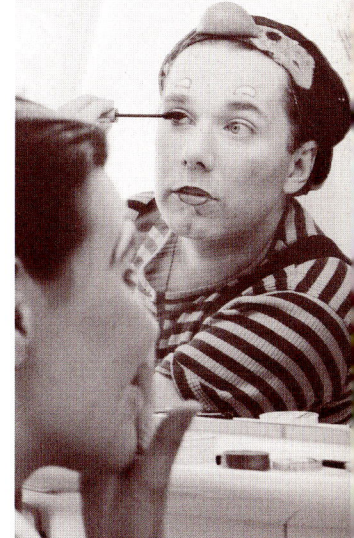

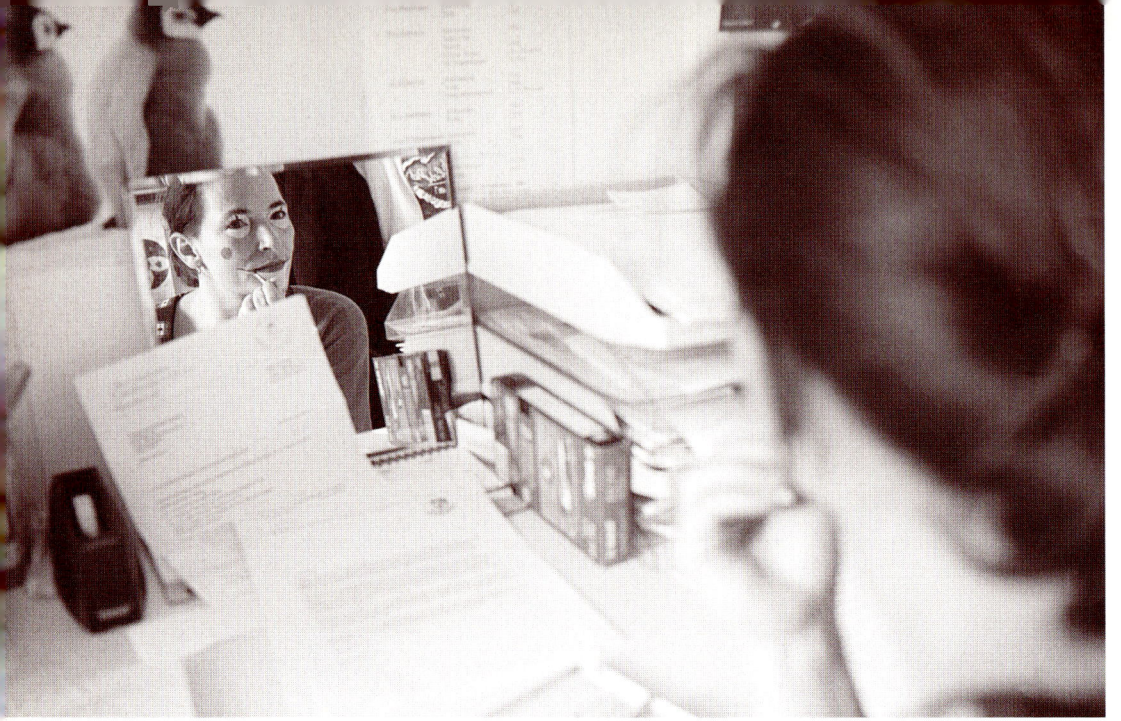

Und erst die Nasen: große, kleine, hellrote, dunkelrote, aus Karton, Plastik, Schaumgummi, zum Draufklemmen, Dranbinden, mit Schnur, mit Gummizug ... alles geht – nur ohne geht es nicht. Die rote Nase gehört zum Clown wie der Punkt auf das i.

Denn erst die Nase macht den Clown zum Clown. Sie ist das Erkennungszeichen, das aus der Privatperson ein „überindividuelles" Wesen macht. Ein Wesen, von jeher bekannt, weil es seit Jahrhunderten zu unserer Kulturgeschichte gehört. Obwohl er meist ziemlich verboten aussieht, erweckt der Clown keine Berührungsängste, im Gegenteil: Die rote Nase schafft Vertrauen, sie ist die Eintrittskarte in die Kinderwelt.

„Nasen müssen passen ...", sagt Corinna Duhr während sie sich die kleine rote Kuppe auf die Nasenspitze setzt. Ihr letzter Streich auf dem Weg zum „Prof. Dr. Dr. Mehlwurm", der gleich auf Station erscheinen soll. Ihr Partner

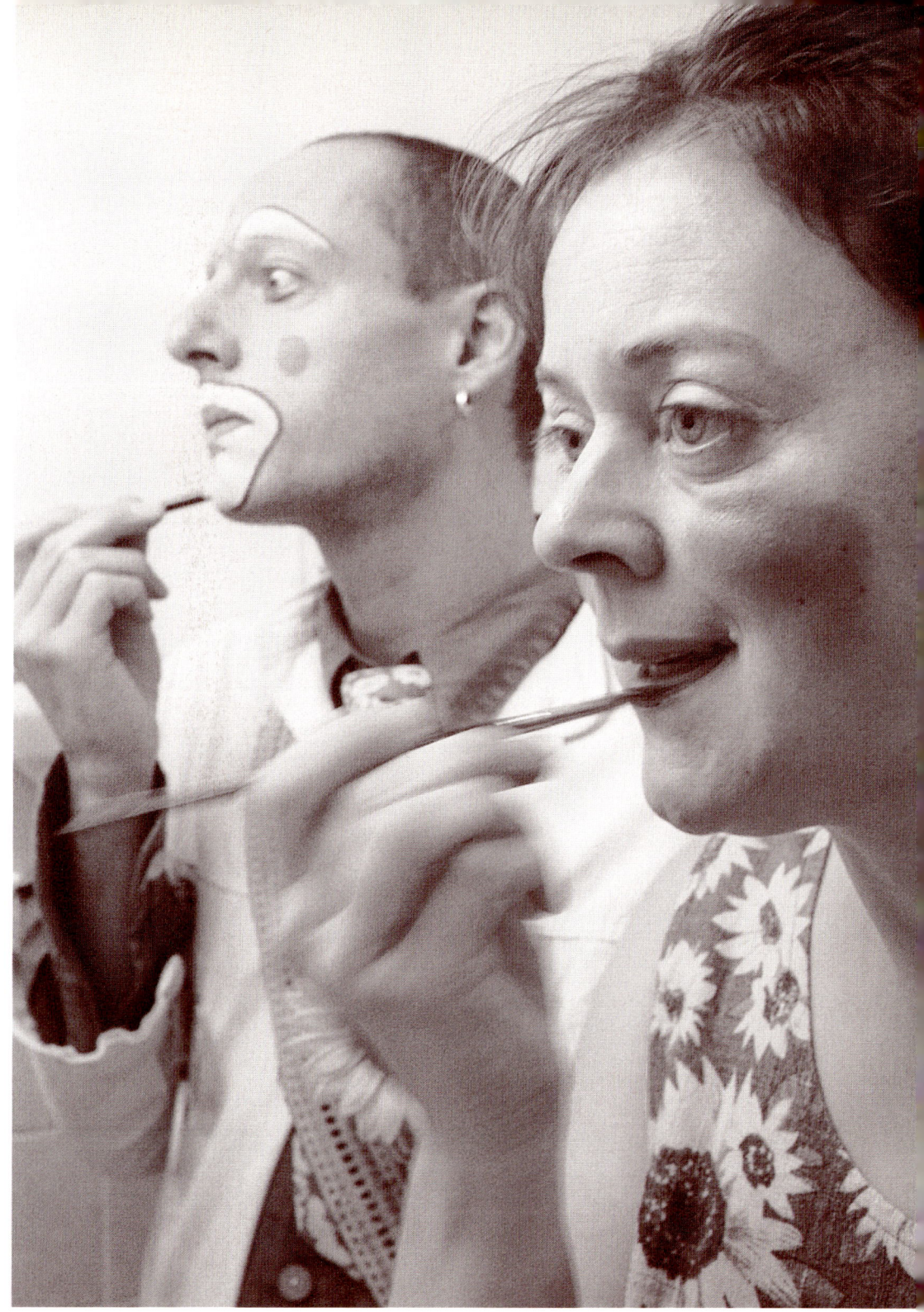

Die Clowns kommen!

Prayan Federl sitzt schon als fertiger Dr. Lo auf dem Stuhl. Seine Nase ist eher die klassische Variante: groß und rund.

Was tun neugeborene Clowns? Wie alle Neugeborenen müssen sie sich erst einmal zurechtfinden. „Warm-up" nennen es manche, warm werden mit dem Clown in sich. Es wird einfach drauflos improvisiert, miteinander gespielt und mit den Dingen, die da sind. Auf dem Weg zur Station ist jetzt keiner mehr sicher vor Clownsspäßen, auch der Partner nicht.

Vor der Station wird kurz haltgemacht. Und dann heißt es: rein ins Gewühle! Die gläserne Schwingtür geht auf, von den Wartenden auf den Stühlen im Flur kommen neugierige Blicke. Es ist ihre Manege, wenn auch etwas keimreduziert.

Prayan Federl, soeben zum Dr. Lo mutiert

Die erste Anlaufstelle ist das Schwesternzimmer. Würdevoll werden die Anwesenden begrüßt. „Prof. Dr. Dr. Mehlwurm, angenehm." Kein Zweifel, man kennt sich gut. Dann beugt man sich über die „Übergabe-Liste", die die Schwestern für die Clowns vorbereitet haben. Auf ihr sind die Vornamen der Kinder und alle für die Clowns wichtigen Informationen zusammengestellt: Alter, Gesundheits- und psychischer Zustand (Achtung, ist frisch Blinddarm-operiert, darf nicht lachen!", stand auf einem der Bögen einmal).

„Übergabe" an die Clowns-Kollegen. In manchen Häusern gibt es richtige Übergabebögen, in anderen nur ein paar Infos zwischen Tür und Angel.

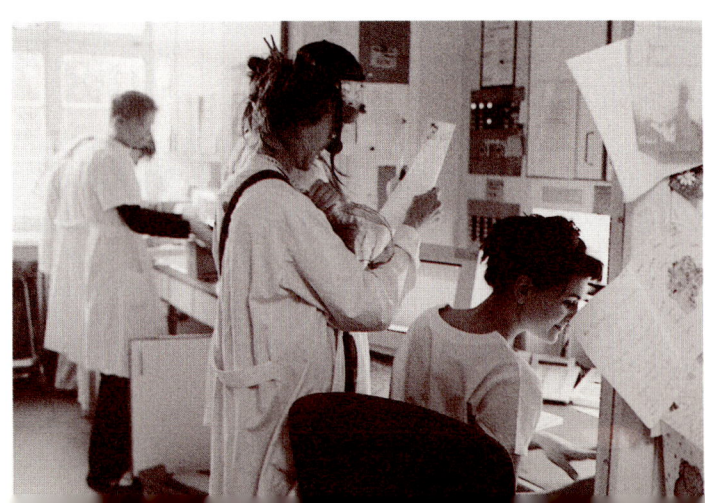

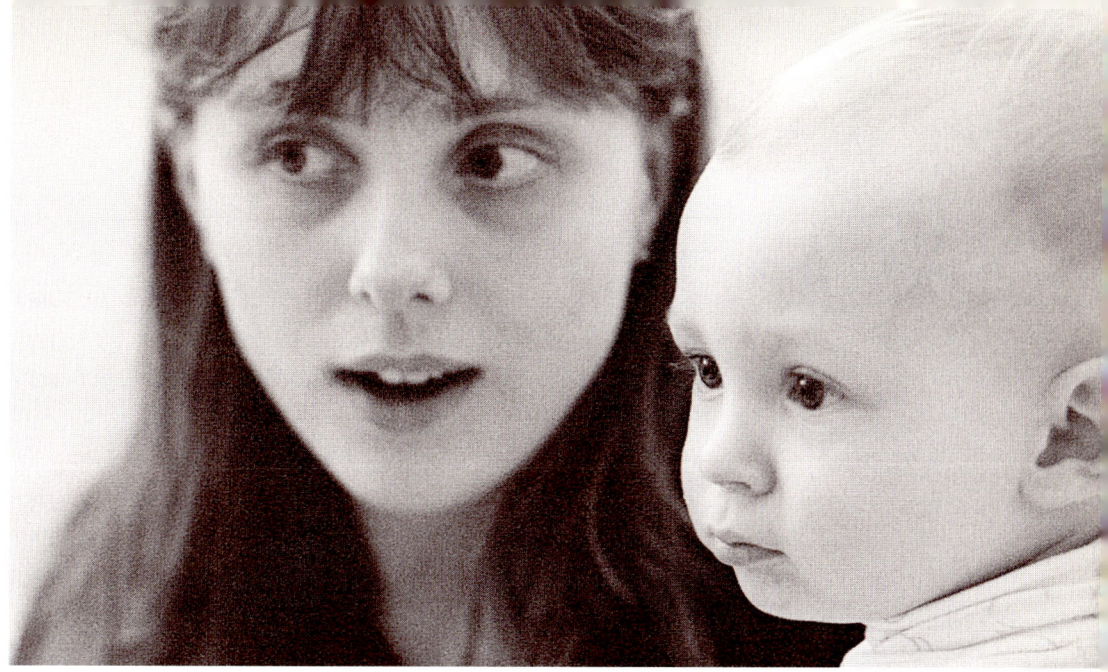

Erwartungsvolle Blicke beim Eintreten der Clowns

Nachdem der Informationsbedarf der Clowns gedeckt ist, geht es an den Spaßbedarf der Schwestern. Bis eine Schwester sie lachend rausschmeißt: „Jetzt aber los mit euch, in diesem Zirkus kann doch keiner arbeiten!"

Meistens dauert es eine Weile, bis die Clowns so selbstverständlich dazugehören wie unser Duo. Am Anfang müssen Berührungsängste abgebaut werden, auf beiden Seiten. Man fremdelt und wird als Fremder behandelt. Für jeden Clown steht am Anfang eine Charme-Offensive, um die Herzen des Personals zu gewinnen. – Zunächst einmal sind Clowns eine Störung des gewohnten Ablaufes. Sie haben keine nach außen sichtbare Funktion, keine offizielle Legitimation. Bei manchen kleinen Reibereien ist vielleicht auch ein bisschen Eifersucht im Spiel – nur zu verständlich, wenn den einen die Herzen zufliegen und die anderen die Spritzen geben müssen ... „Wir kümmern uns so viel, und ihr kriegt die Zuneigung", kommt es manchmal von einer Schwester.
Aber mit der Zeit wächst man zusammen und weiß einander zu schätzen.

Die Clowns kommen!

Dr. Lo und Prof. Mehlwurm sind inzwischen an der ersten Türe angelangt, Zimmer Nr. 17. Das Gitterbett-Zimmer mit den Kleinen. Ein kurzer Blick auf den Übergabebogen: Emma ist neu, Sascha und den kleinen Denis kennen sie schon.

Prof. Mehlwurm klopft vorsichtig. Dann macht sie die Türe einen Spalt auf und fragt leise: „Dürfen wir reinkommen?" Man sieht es schon an den Blicken der Mütter: sie dürfen.

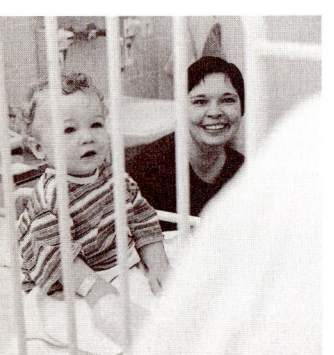

„Die Clowns!", erklärt Saschas Mama ihrem Kleinen die Lage. Der schaut die beiden Gestalten mit großen Augen an, zeigt auf sie und sagt „Tlowns". Lachen von den Müttern. Etwas zeitverzögert lacht auch Sascha, dann Denis. Nur Emma scheint noch nicht voll überzeugt, dass es sich um gute Menschen handelt. Sie kuschelt sich ängstlich an ihre Mama. Wenn der Clown zu groß ist für die Kleinen, kommt die Stunde von Wuschl, Dr. Lo's Zottelhund, der einmal weiß war.
Sascha, der Lockenkopf im Gitterbettchen, kriegt einen von Prof. Mehlwurms berühmten Dackeln aus Modellierballons – die, die immer so schön quietschen, wenn man sie zusammendrückt.

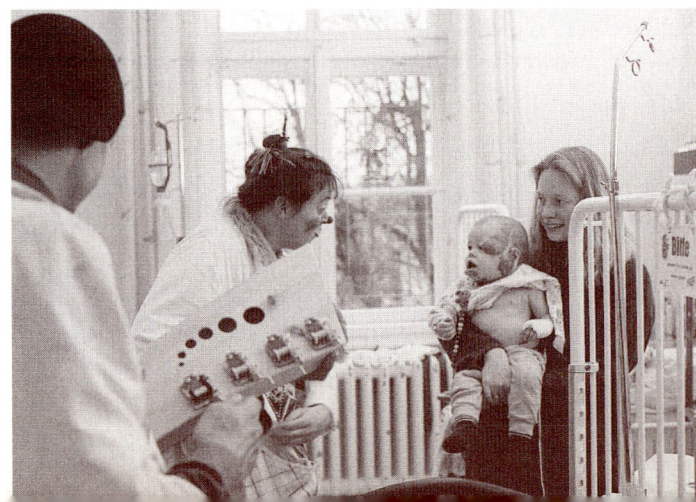

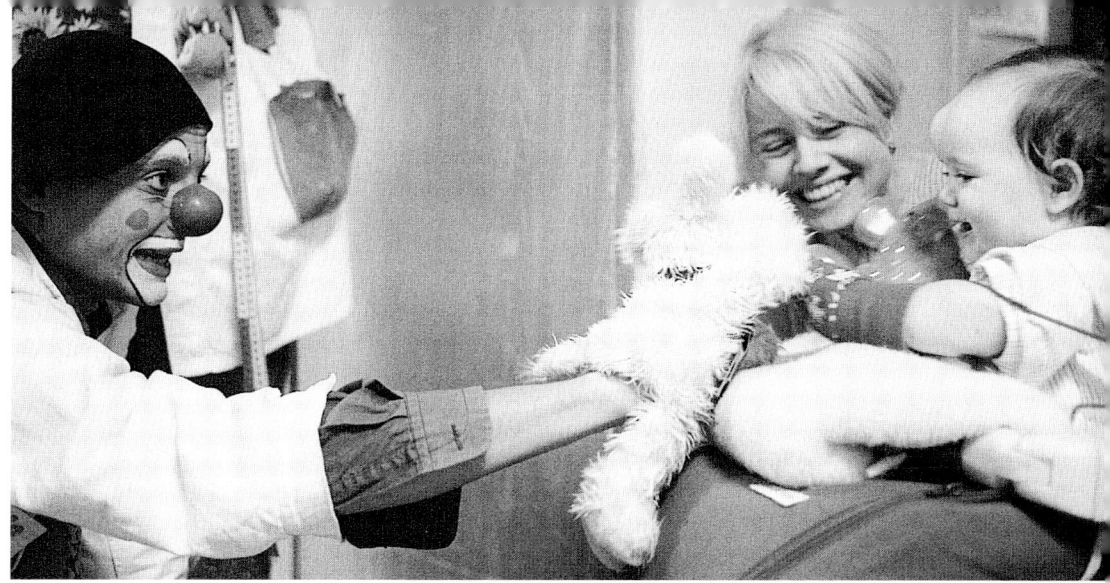

Sind alle versorgt? – Die Clowns können weiterziehen. „Bis zum nächsten Mal!", verabschieden sie sich. Jetzt ist auch Emma ganz bei der Sache und macht Winke-Winke.

Ein Arzt kommt mit wehendem Mantel vorbeigesegelt. Die Clowns können es nicht lassen und imitieren seinen wichtigen Gang, zur Gaudi der anwesenden Kinder und Eltern.
Aber weit kommen die beiden nicht. Gleich auf dem Flur werden sie von zwei Dreijährigen abgefangen, die unbedingt wissen müssen, was in Dr. Lo's Koffer drin ist. Während Dr. Lo's Koffer inspiziert wird, macht Prof. Mehlwurm Seifenblasen für die Kleineren.

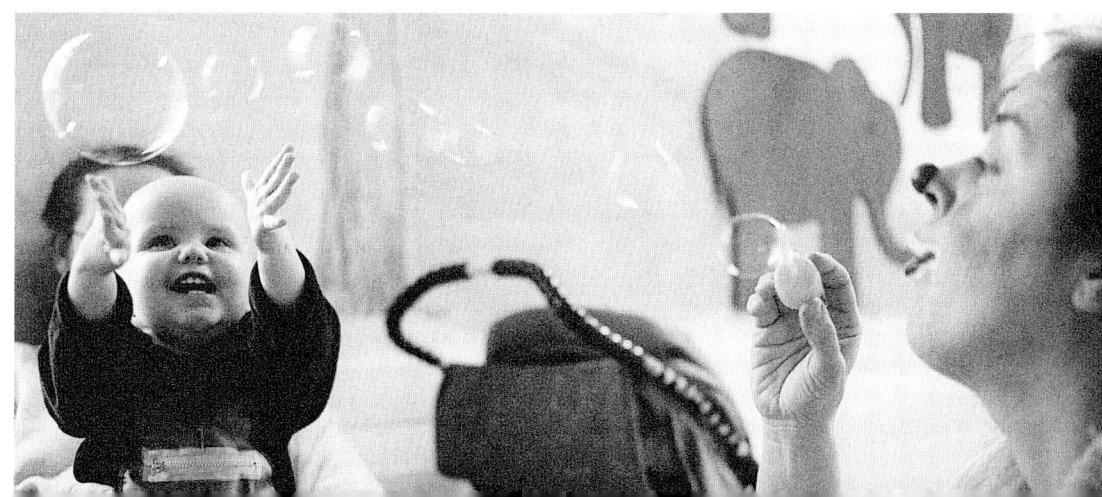

Die Clowns kommen!

Dann ist Zimmer 4 dran: Jan, 13, und Thorsten, 15. Dr. Lo klopft an. Nichts tut sich. Also die Tür einen Spalt geöffnet und einmal mit der Tröte reingeblasen. Drinnen scheint jetzt klar zu sein, dass es sich nicht um die Chefarztvisite handelt. „Hey, die Clowns", sagt der eine und bemüht sich um einen gelangweilten Unterton. „Können ja mal reinkommen, oder?", sagt der andere.

Beim Eintreten überbieten sich die Clowns an Höflichkeit. „Nach Ihnen, Herr Kollege" – „Aber nein, nach Ihnen, Frau Kollegin!". Am Ende kommt es natürlich, wie es kommen muss: beide quetschen sich gleichzeitig in die Türöffnung und klemmen fest. Den Jugendlichen gefällt die Nummer offensichtlich. Die Gesichter wech-

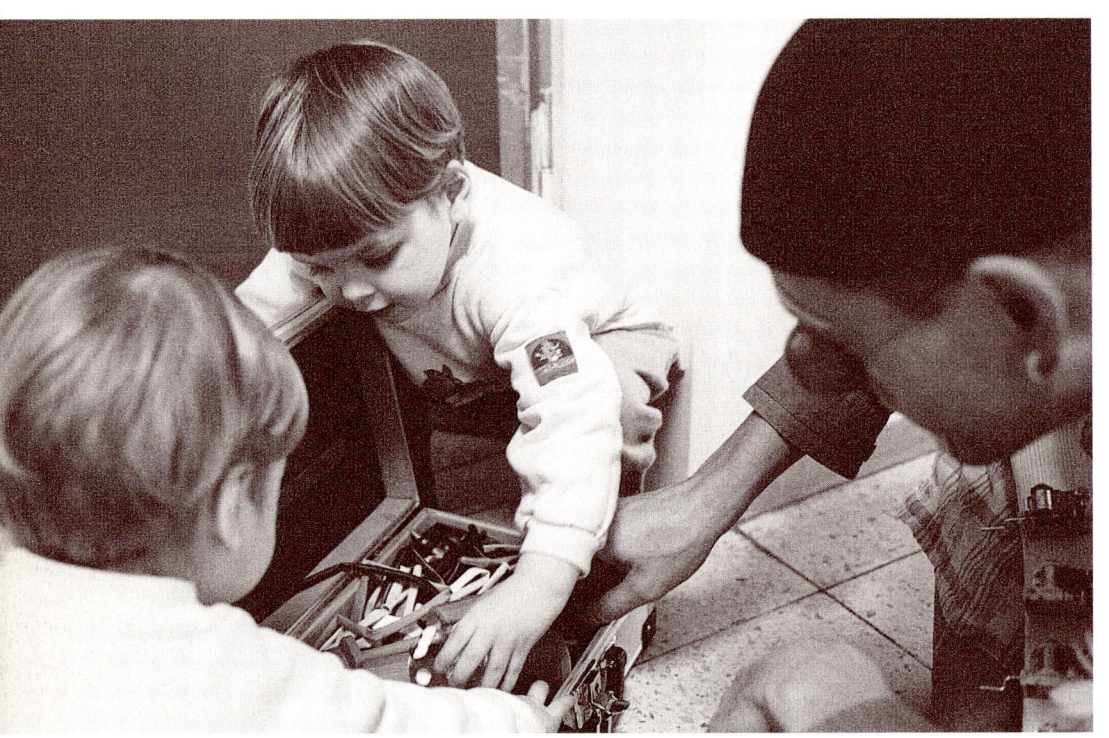

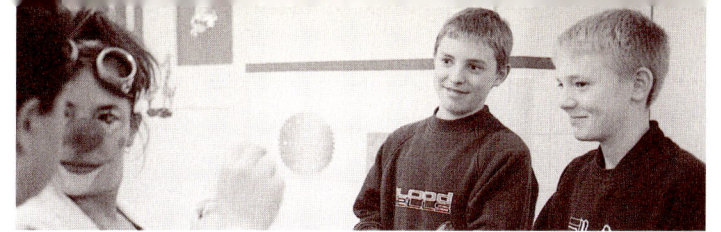

seln von obercool auf mittelcool. Nach ein paar weiteren Slapsticks kommt sogar das erste Lachen.

Auf dem Flur sind inzwischen zwei weitere Jugendliche aufgetaucht und schauen verlegen grinsend in das Zimmer. Man merkt, sie wollen sich nicht die Blöße geben, bei so einem Kinderkram dabei zu sein, und vielleicht sogar mitzulachen.

„Wollt ihr reinkommen, oder habt ihr Schiss?", fragt Prof. Mehlwurm so nebenbei. Mit gespielter Lässigkeit kommen die beiden ins Zimmer geschlendert.

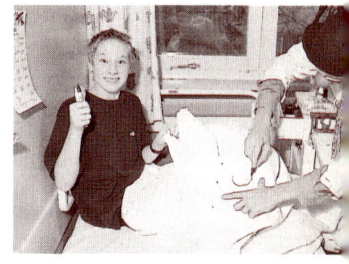

Jugendliche sind für Clowns nicht die leichteste Kundschaft. So manches Mal muss man sich von einem Teenie ein genervtes „Schieb weiter, Alter!" anhören ... Am ehesten sind sie durch Zaubertricks zu „kriegen" („Aber dann wollen sie immer wissen, wie die Tricks funktionieren"). Oder wenn man einen auf Macho macht („An der Playstation Fußball spielen und die Clownin rausschicken"). Oder eben durch irgendetwas richtig Abgedrehtes, am besten was Verbotenes. – Wie hier:

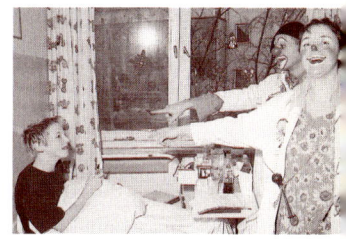

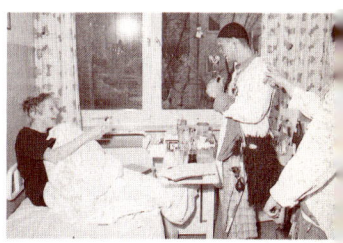

Dr. Lo will Jan, dem Jüngeren der beiden, ein Autogramm geben. Er krustelt einen dicken Textmarker aus seinem Beutel und – schwups! – ist ein Clownsgesicht auf dem Kopfkissen.

Genau in dem Moment muss natürlich die Schwester reinkommen. „Der war's!", sind sich die beiden Clowns gleich einig.

Jan klappt der Unterkiefer herunter, aber jetzt springt ihm Prof. Dr. Mehlwurm bei und petzt. Zeigt auf ihren Kollegen – „Stimmt gar nicht, DER da war's!"

Nachher lässt sich Jan von seinem Freund Thorsten mit der Trophäe über den Flur kutschieren.

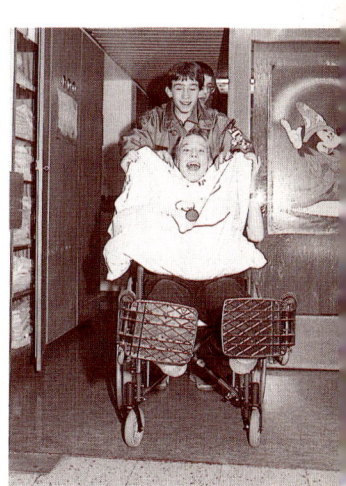

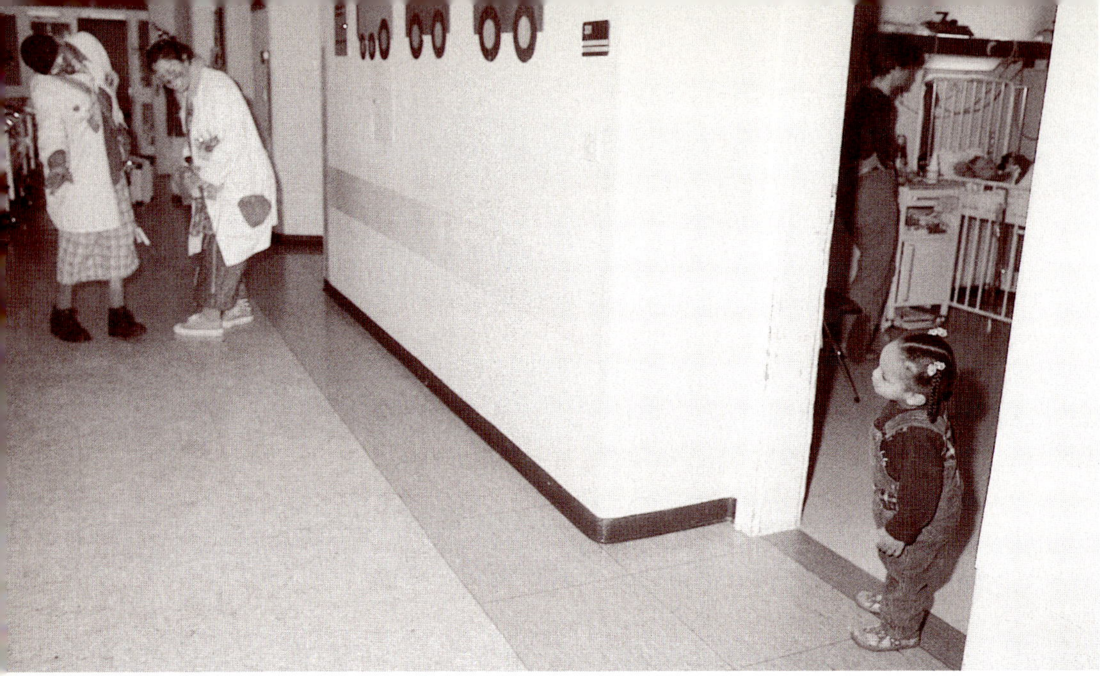

Auf dem Flur werden die Clowns schon sehnsüchtig erwartet. Feline, das kleine schwarze Mädchen mit den Zöpfchen, will die Clowns unbedingt in ihr Zimmer lotsen, zu ihrer Freundin Sofie. „Sie ist noch ganz krank und darf nicht aus dem Bett. Und wenn sie eine Spritze kriegt, weint sie."

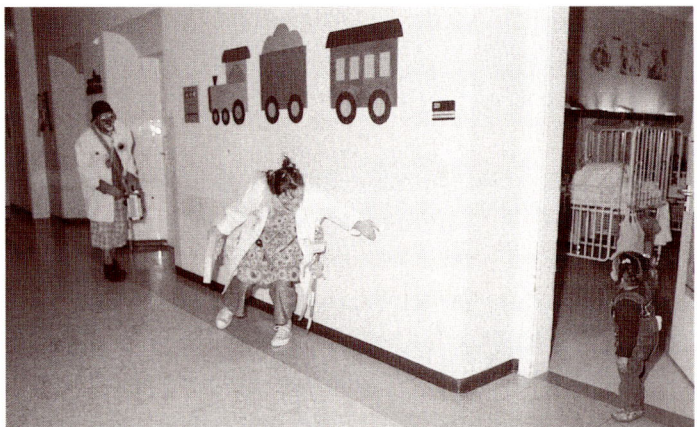

Nachdem Sofie aufgemuntert und mit einem grünen Dackelchen aus Modellierballons verarztet ist, steuern die beiden Clowns Zimmer 23 an. Hier ist seit ein paar Tagen Romano zu Hause.
Klopfen.
Keine Reaktion. Die Türe leise geöffnet und neugierig reingelinst.
Pech gehabt. Der Fernseher läuft. Und wie. Die ganze Familie vor der Glotze. Die Gesichter drehen sich kurz um, aber es kommt keine Reaktion. Hier ist der Fernseher stärker als der Clown. Was bleibt ihnen also anderes, als noch ein paar Seifenblasen abzuschicken und den Rückzug anzutreten. Und mal wieder den Fernseher zu verfluchen, den natürlichen Feind des Clowns.

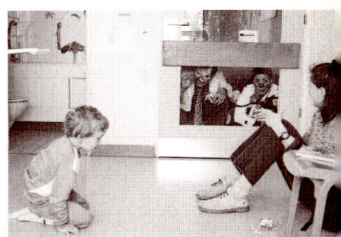

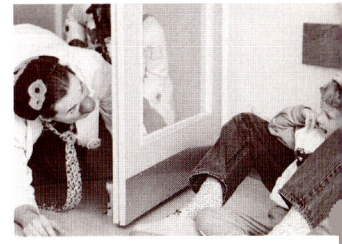

Kein Klinikclown drängt sich auf. Anklopfen gehört zu den Grundregeln. Die Clowns wollen niemanden überfallen und dem Kind – oder den Eltern – die Freiheit lassen, ihr Angebot auch abzulehnen. Durch die halb geöffnete Tür kann erst einmal erspürt werden, was das Kind will und kann. Vielleicht nehmen sie den Kontakt mit ein paar Seifenblasen auf, die aus einer für das Kind sicheren Distanz abgeschickt werden können. Aber wenn es seine Ruhe haben will, gehen sie wieder.

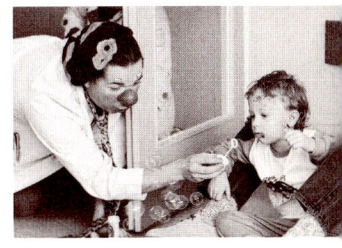

Gerade bei kleinen Kindern, die den Clown noch nicht richtig einordnen können, gilt es, ganz behutsam zu sein. Manchmal hilft es, sich klein zu machen und auf Augenhöhe zu gehen, wie bei dem kleinen Simon in Zimmer 19, den die Clowns als nächstes besuchen. Wegen einer ansteckenden Krankheit muss er mit seiner Mama alleine auf dem Zimmer bleiben und darf keinen Besuch von anderen Kindern bekommen.
Am Anfang ist Simon noch etwas misstrauisch, aber dann lässt er sich nur zu gern auf das Spiel ein und dreht auf.

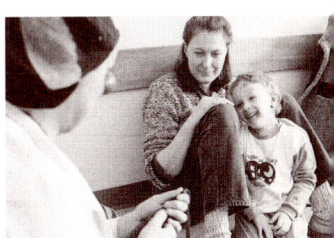

Die Clowns kommen!

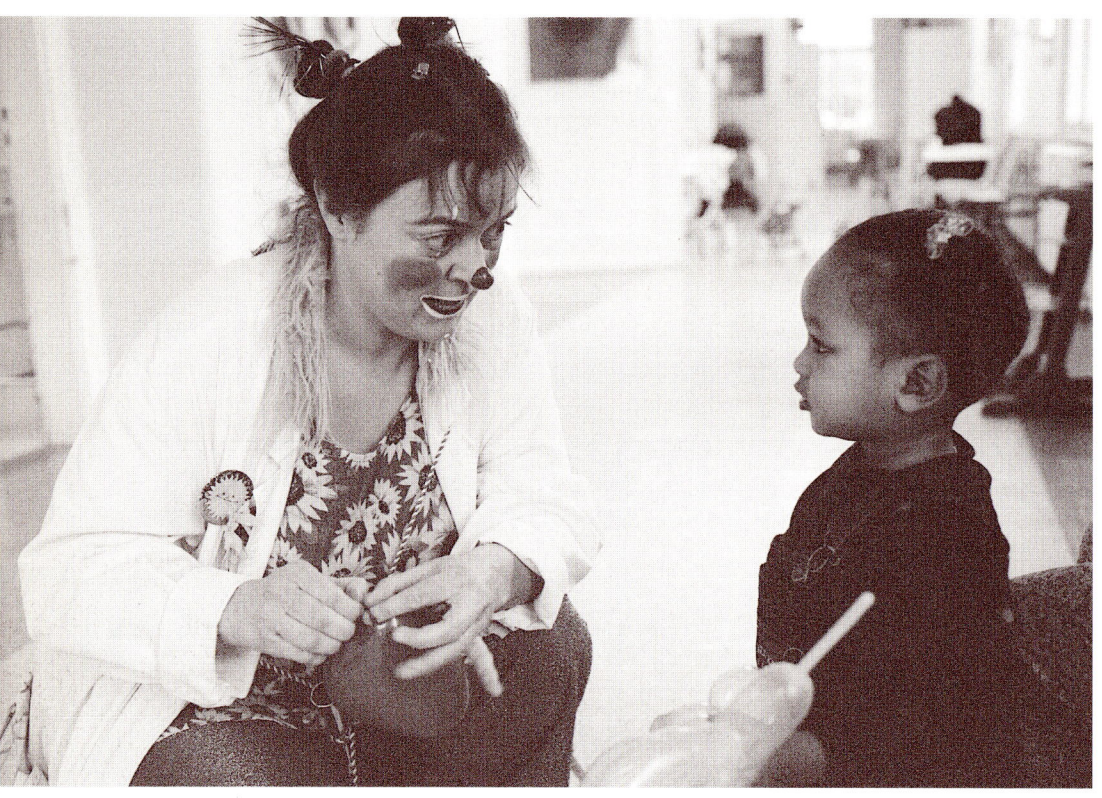

Auf dem Flur treffen unsere Clowns wieder auf die kleine schwarze Feline. „Sofie muss schlafen", sagt sie. Offenbar ist sie von den Schwestern rausgeschickt worden und langweilt sich jetzt. Mehlwurm bläst einen Luftballon für sie auf. Ein rotes Herz. Feline schaut ihr fasziniert zu. „Liebst du mich?", fragt sie, ein bisschen staunend.

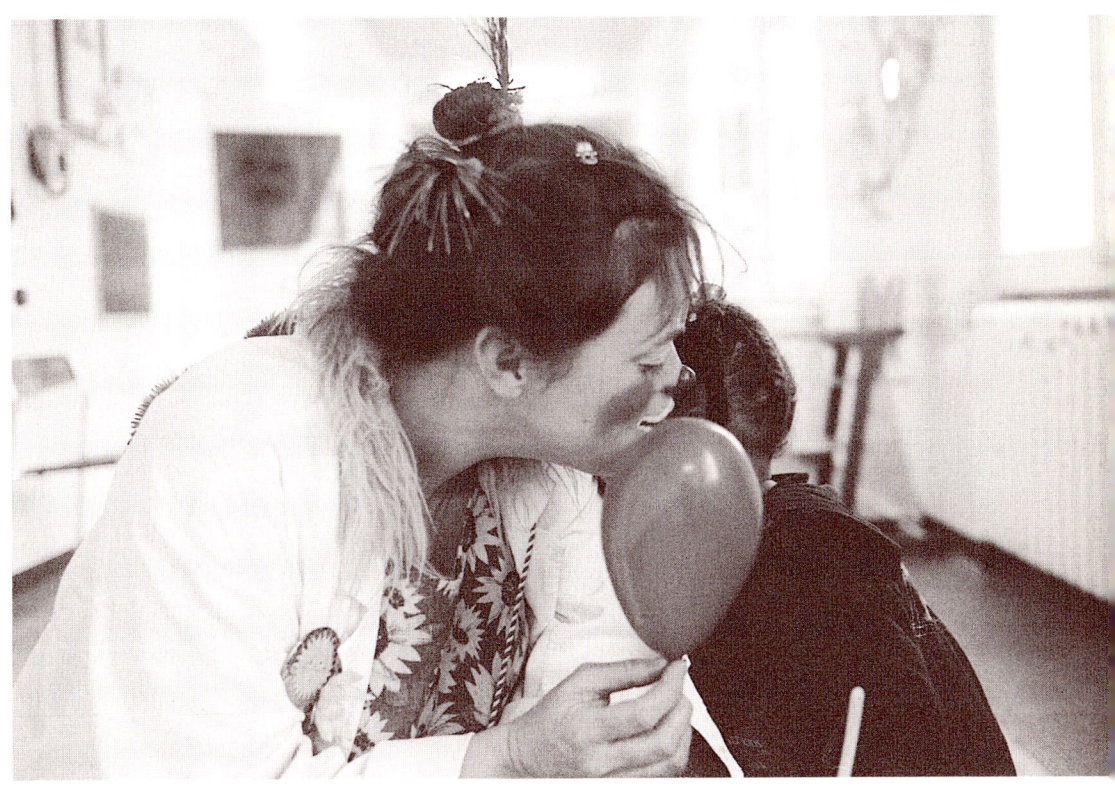

„Ja, ich lieb dich!", sagt Mehlwurm, und man merkt, dass es aus tiefstem Herzen kommt.

– Verlassen wir die beiden, und machen einen Sprung, fünfhundert Kilometer Luftlinie, zur Kinderklinik der Medizinischen Hochschule in Hannover.
Wer durch das Eingangsportal tritt, wird von einem großen, hellen Warteareal empfangen. Saubere junge Schwestern in Weiß und Hellblau gehen eilig vorüber. In der Mitte klettern Kinder auf einem bunten Holzschiff he-

Die Clowns kommen!

rum, der Arche Noah. Drumrum sind Sitzgruppen für die Eltern, mit Topfpalmen und Blick auf den Innenhof. Ein Musterbeispiel für gelungene Architektur.

Für viele jedoch ist es die Vorhölle. Hier sitzen die Eltern, die der Hausarzt mit ihren Kindern ins Krankenhaus geschickt hat, „weil vielleicht doch was dahinter stecken könnte". Hier warten Kinder auf Blutabnahmen und Röntgenuntersuchungen, Väter und Mütter auf das Aufklärungsgespräch mit dem Arzt. Die Anspannung ist mit Händen zu greifen. Die Uhr in der Ecke tickt. Eine dieser Zonen, in denen die Zeit verdammt langsam vergeht.

Kommt ein Clown angeschlurft, etwas füllig, schon ein bisschen ein älteres Semester, lila Kittel mit vielen Taschen, aus denen überall etwas heraushängt. Auf dem Kopf eine buntgescheckte Mütze, die zu dem lila Kittel noch weniger passt als das giftgrün gestreifte Ringelshirt darunter.

Vor einer Gruppe Kinder bleibt er stehen. Jetzt erst sieht man, es ist eine Clownin. Ein bißchen ungeschickt hantiert sie mit der winzigen Geige herum, sehr schuldbewusst, dass ihr das wieder missglückt, aber dann kriegt sie ein paar Seifenblasen ganz wunderbar hin und ist ganz begeistert von sich, und die ganze Kinderschar mit ihr. Als sie dann noch Spaghetti einfach so wegzaubert, aus der Hand eines kleinen Wuschelkopfes, sind alle hingerissen. „So, jetzt wieder zurück zaubern!", ruft er und hüpft erwartungsvoll. „Für so nette Patienten kann ich das ja mal versuchen …", sagt die Clownin. Da sagt ein leises Stimmchen, das zu einer blassen Rothaarigen gehört: „Ich bin noch kein Patient, erst morgen – "

Die Kleine hat ein Gespür für das, was hier den ganz großen Unterschied ausmacht: Patient sein oder nicht Patient sein.

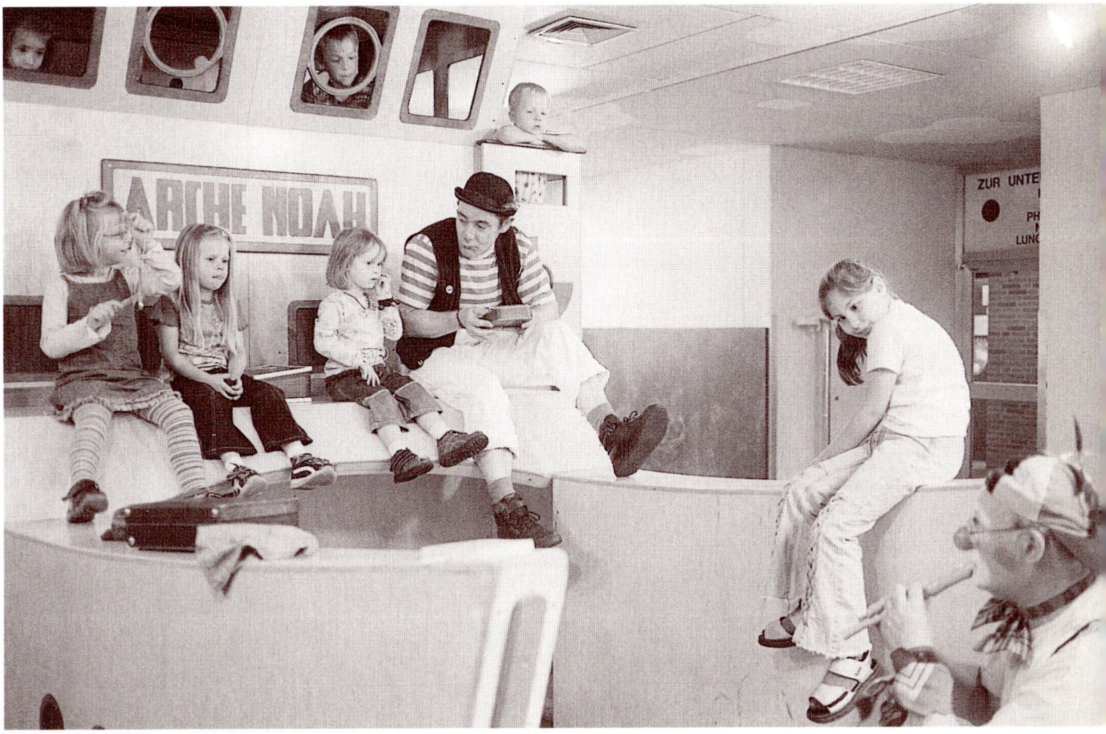

Die Clownin mit dem Geigchen heißt mit bürgerlichem Namen Helga Timm. Jeden Donnerstag treibt sie hier als Colli Bum ihr Wesen, zusammen mit ihren drei Clowns-Kollegen.

Einen von ihnen, Nick, alias Ralph Höhne, findet man oben bei den Kindern auf der Arche Noah, wo er auf seinem „Gameboy", der in Wirklichkeit ein Instrument namens Kalimba ist, eine Melodie spielt.

Die Kinder werden mit Triangeln, Rasseln und Schlaghölzern aus Nicks Koffer ausstaffiert, und bald ist da oben ein lustiges Konzert im Gange. Plötzlich kommen von irgendwo Flötenklänge dazu. Noch ein Clown ist im Anmarsch – Bruno, den sie in der Welt draußen Reinhard Duprée nennen.

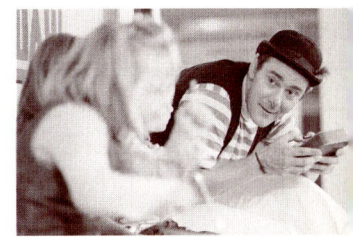

Die Clowns kommen!

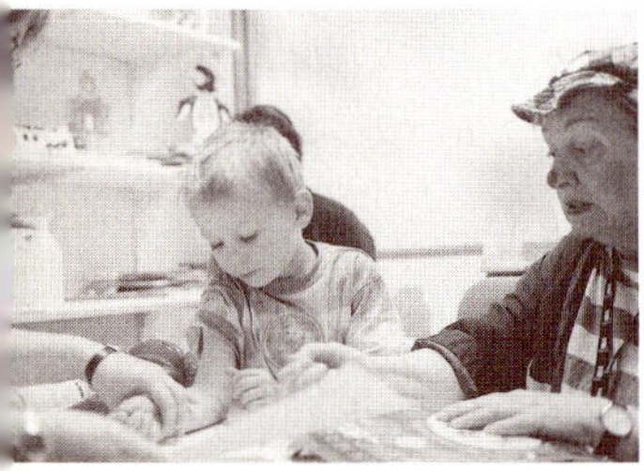

Die anderen verstummen, und ganz leise fängt er auf seiner Querflöte ein neues Lied an – die „Vogelhochzeit". „Das kenn ich! Ralala!" ruft ein Kind begeistert.

Während das Konzert auf der Arche von Melodie zu Melodie gleitet, ist Colli Bum mit ihren Kindern ganz ins Zaubern vertieft. Sachen verschwinden und kommen wieder zum Vorschein, Knoten gehen auf, die eigentlich ganz fest geschnürt waren, Nasen verdoppeln sich.
Da kommt ein blonder Sechsjähriger auf sie zugerannt. „Kommst du mit zum Prick-Test? Bitte!"
Hier in Hannover sind die Clowns, auf Wunsch der Kinder oder des Personals, auch bei Untersuchungen dabei. Sie helfen Nerven sparen, manchmal sogar das dämpfende Medikament.

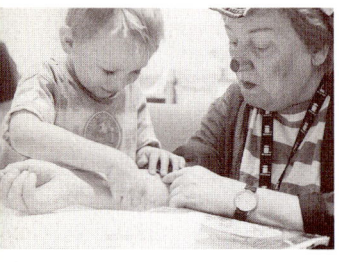

Der Clown hat Angst vor dem Pieks – noch mehr als der echte Patient. –„Schau, es ist gar nicht so schlimm!", sagt das Kind tapfer. Hinterher wird auch der Clown fachgerecht verpflastert

Nach überstandener Untersuchung geht es wieder zurück in den Wartebereich. Inzwischen ist dort noch eine Clownin – Scharlotte, mit bürgerlichem Namen Daniela Moritz, und bei ihr ist wie immer ihre Handpuppe Lilly, die aussieht wie Pumuckl.

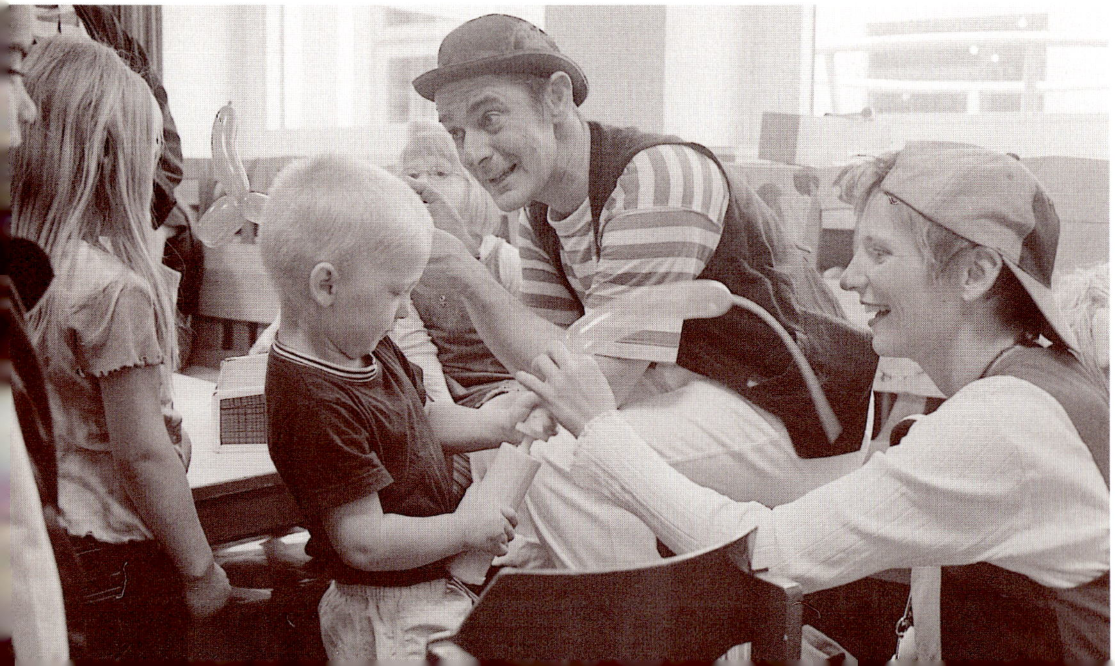

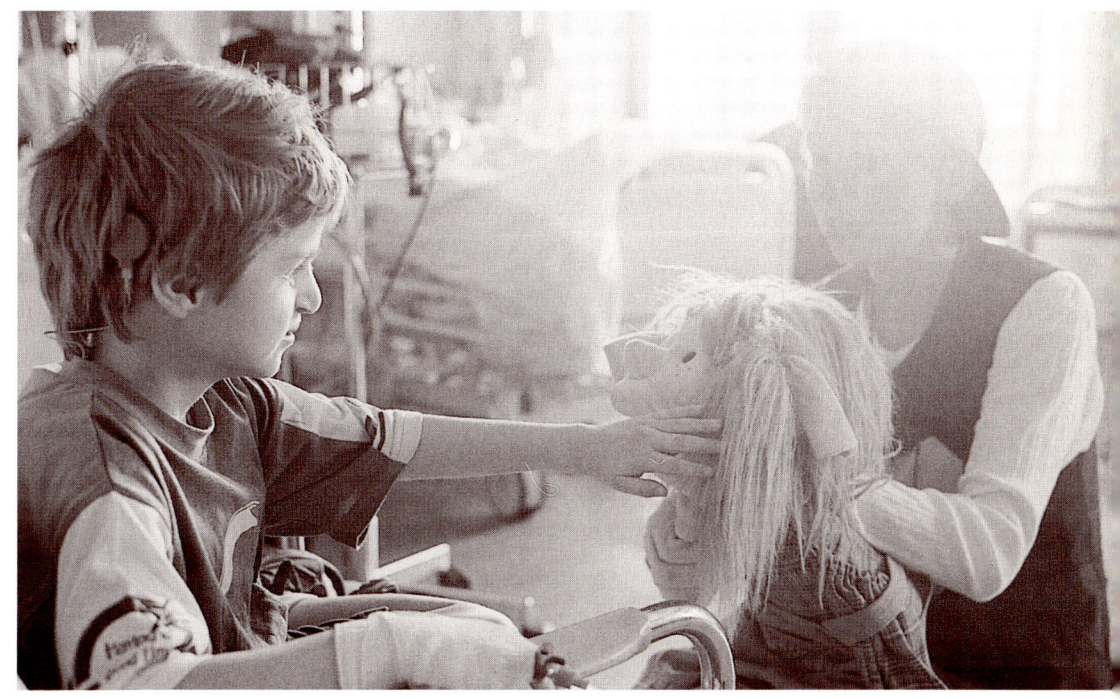

Scharlotte und Nick veranstalten ein Wettrennen im Modellierballon-Aufpusten, bei dem natürlich wieder einmal alles schiefgeht, die langen Würste im letzten Moment von der Luftpumpe rutschen und wie Raketen durch den Raum zischen. Die Kinder müssen helfen. Aus den Luftwürsten basteln die beiden Clowns alle möglichen Tiere. Dackel sind der Renner. Rasend schnell werden die Tierchen geknotet, und doch ist die Nachfrage kaum zu decken.

Ein blondes Mädchen mit Gipsbein bekommt endlich auch ihr Dackelchen, zur Erleichterung des Herrn Papa: „So, jetzt können wir aber nach Hause, ja?"

Plötzlich ist eine Ratte da. Springt immer weg, wenn man nach ihr greift. „Sollen wir sie wegzaubern?", fragt Bruno. – Mit vereinten Kräften wird sie eingefangen und

Die Clowns kommen!

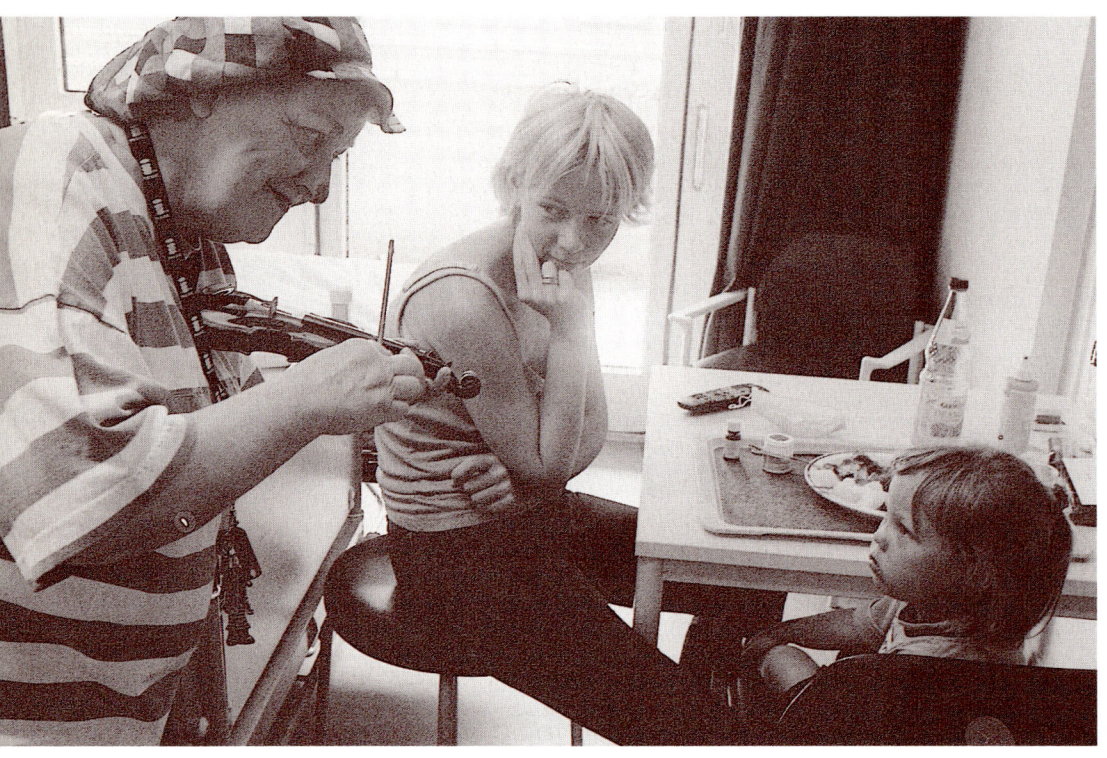

Tafelmusik für Josi

kommt in den Zaubersack. „Ist sie wirklich drin?" – Alle dürfen reinschauen. Sie ist tatsächlich drin, der Sack kann zugemacht werden. Ein Zauberspruch wird gemurmelt, mehr oder weniger unisono. „Hokus Pokus Fidibus ..." – Aber was ist das? Als der Sack wieder offen ist, ist die Ratte weg! Nur ein paar bunte Tücher kommen raus. Weit aufgerissene Augen und Münder in der Runde.
Ein blondes Dickerchen kommt an und zieht Colli Bum am Kittel. „Du, hier hab ich mich pieksen lassen!" Stolz zeigt es den Arm mit dem Pflaster drauf. Colli Bum untersucht es, wie wenn sie noch nie ein Pflaster gesehen hätte. „Wow, da ist ja richtig dieser Zauberjunge drauf ..." – „Ja, Harry Potter!", kommt es strahlend zurück.

Als eine Schwester vorbeikommt, ist Nick gleich bei ihr. „Schwester, ich brauch unbedingt ein Pflaster. Sofort. Ich hab mir den Finger geklemmt!"
„Du willst doch bloß wieder so ein Harry-Potter-Pflaster schnorren", brummt Colli Bum missmutig.

13 Uhr, Zeit für eine Pause. „Ich geh noch kurz bei meinem Muko-Kind vorbei", sagt Colli Bum. Ihr Muko-Kind, das ist Josi auf der Mukoviszidose-Station, gerade ist sie fünf geworden.
Auf dem Weg zu Josi kommt ihr eine Achtjährige mit Rapper-Mütze entgegen. Colli Bum macht mit ihrer kleinen Plastik-Kamera („eine Leica oder so") ein Foto von ihr. Heraus kommt ein Bild mit Pippi Langstrumpf drauf. Die Kleine freut sich. „Ich hab auch mal Zöpfe gehabt!", sagt sie strahlend. „Und schau, jetzt sind die Haare schon wieder so lang!". Sie zeigt ihre 2-Zentimeter-Igel-Frisur.

Auf Station angekommen, wird noch schnell bei Schwester Angela Fieber gemessen, mit dem Fieberthermomaßband selbstverständlich. Sie hat 1 Meter 80 Fieber und muss dringend behandelt werden, mit Wunschpuste. Das sind die kleinen Seifenblasen, wo man sich was wünschen kann, man muss es aber für sich behalten.
Josi ist in ihrem Zimmer gerade beim Essen. Colli Bum macht ein bisschen Tafelmusik. „Wir kennen uns schon, seit Josi ein Baby war", sagt sie. „Inzwischen ist sie größer geworden und ich dicker ..."

Verdiente Pause in Hannover

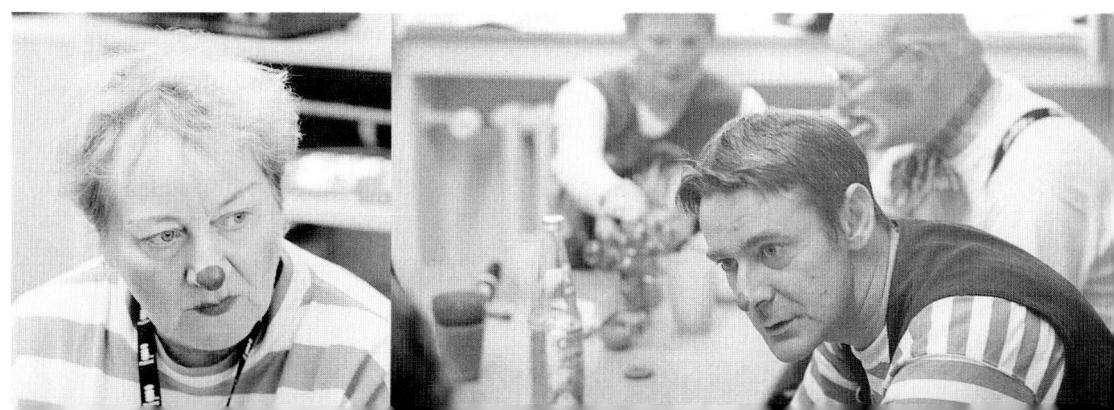

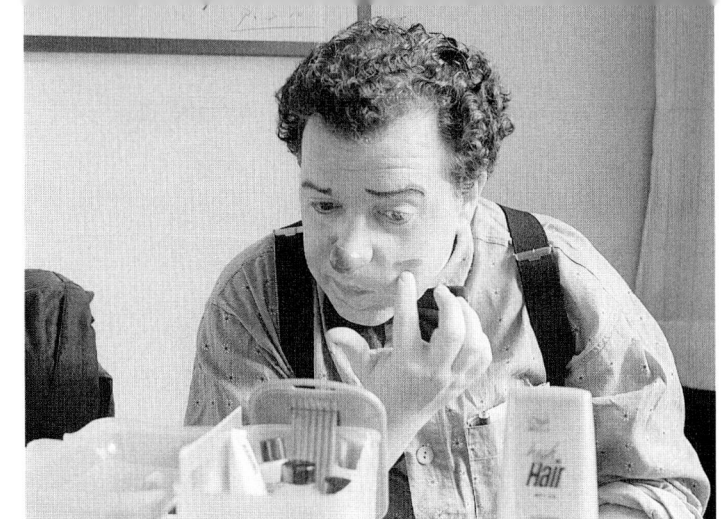

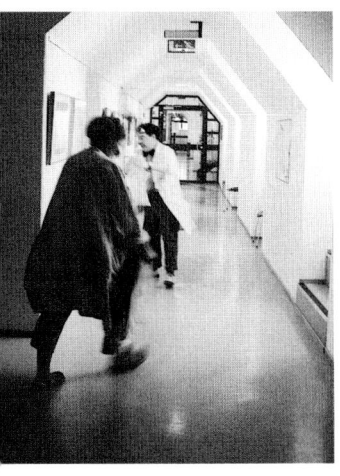

Lassen wir die müden Clowns in Hannover ausruhen, und springen wir in eine andere Klinik, nach München. Hier sind gerade Peter Spiel und Monika Kecht beim Schminken in ihrem Clowns-Kämmerlein, aus dem sie gleich als Dr. Piccolo und Dr. Klexs wieder herauskommen werden. Der Clown mit der Taucherbrille und die Clownin mit dem Pudelschwanz auf dem Kopf.

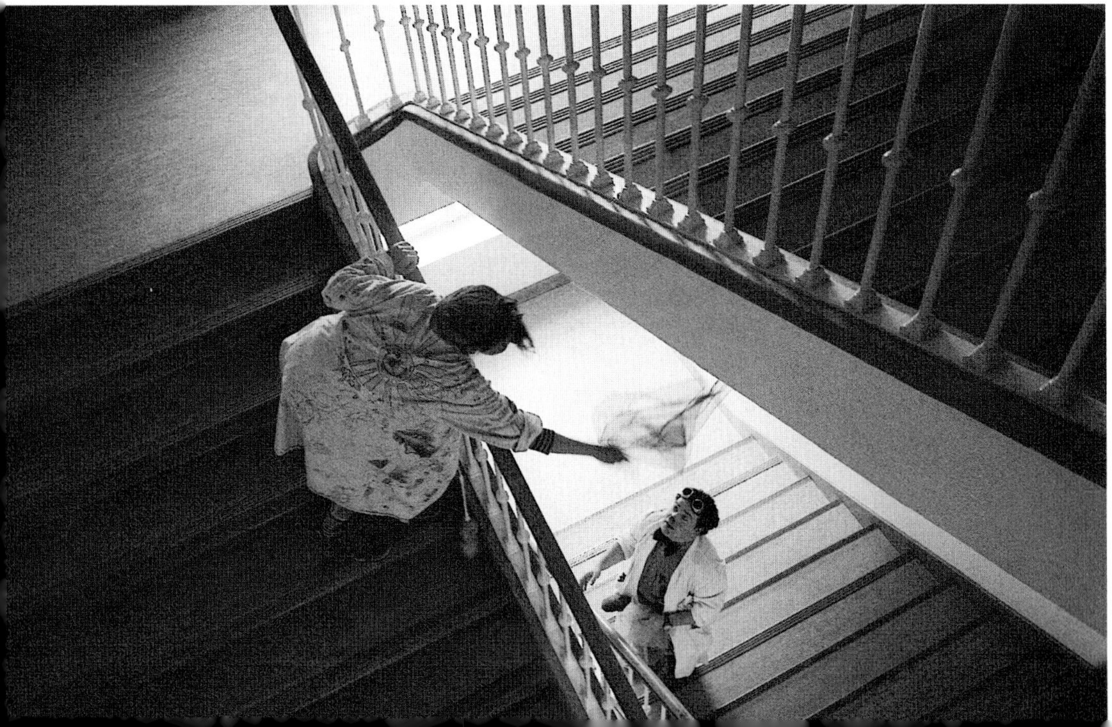

Unten auf Station liegt es schon beim Eintreten in der Luft. Ein Kind ist gestorben. Maja, die seit vier Wochen hier war. Eine Komplikation bei der Operation, sagen die Schwestern. Die Eltern sind gerade beim Gespräch mit dem Psychologen vom psychosozialen Dienst.

Die Clowns fangen an mit ihrem Spiel. Man merkt es, keinem ist nach Aufdrehen zumute. Ihr Spiel ist verhaltener, vorsichtiger. – Und doch gibt es Gelächter. Und langsam, wie sie von Zimmer zu Zimmer ziehen, wird ihr Spiel ausgelassener. Fast könnte man meinen, da halten welche die Fahne hoch, fast trotzig, die Fahne des Humors, die auch jetzt flattern soll – gerade jetzt.
Als die Clowns die Station verlassen, steht die Tür zum Besprechungszimmer des psychosozialen Dienstes offen. Auf dem Tischchen liegt ein Buch, noch aufgeschlagen, mit einer handschriftlichen Widmung:

„Wir werden Maja nicht vergessen. Unser herzliches Beileid von der ganzen Station."
Und dann ein Gedicht:
„Deinen Tod habe ich eigentlich nicht begriffen. Wo gingst du hin? Meine Liebe ist auf der Suche nach dir."*
Darunter die Unterschriften.

Die Clowns gehen weiter. Eine Etage tiefer wartet eine andere Station auf sie. Hämatologie/ Onkologie – die Krebsstation.
An der Tür machen sie Halt, um sich die Hände zu desinfizieren. Hier herrscht besonders strikte Hygiene, viele Kinder sind durch die Zytostatika in ihrer Abwehrkraft geschwächt. In manche Zimmer dürfen die Clowns nur mit Übermänteln und Mundschutz.

*Die Zeilen stammen aus dem Gedicht „Unendlichkeit" von Renate Salzbrenner

Die Clowns kommen!

Die beiden schauen sich an. In ihrem Blick liegt stummes Einverständnis: wir schalten auf Gegenprogramm.

Die Tür geht auf. Die Clowns stürmen rein. Wie immer die erste Anlaufstelle: das Schwesternzimmer. Die Lage wird gepeilt. Fast hörbares Aufatmen. Allen Kindern geht es gut, nach den Maßstäben einer Krebsstation. Also weitergestürmt. Die Station ein bisschen auf den Kopf stellen. Angefangen mit der Mutter von Johanna.

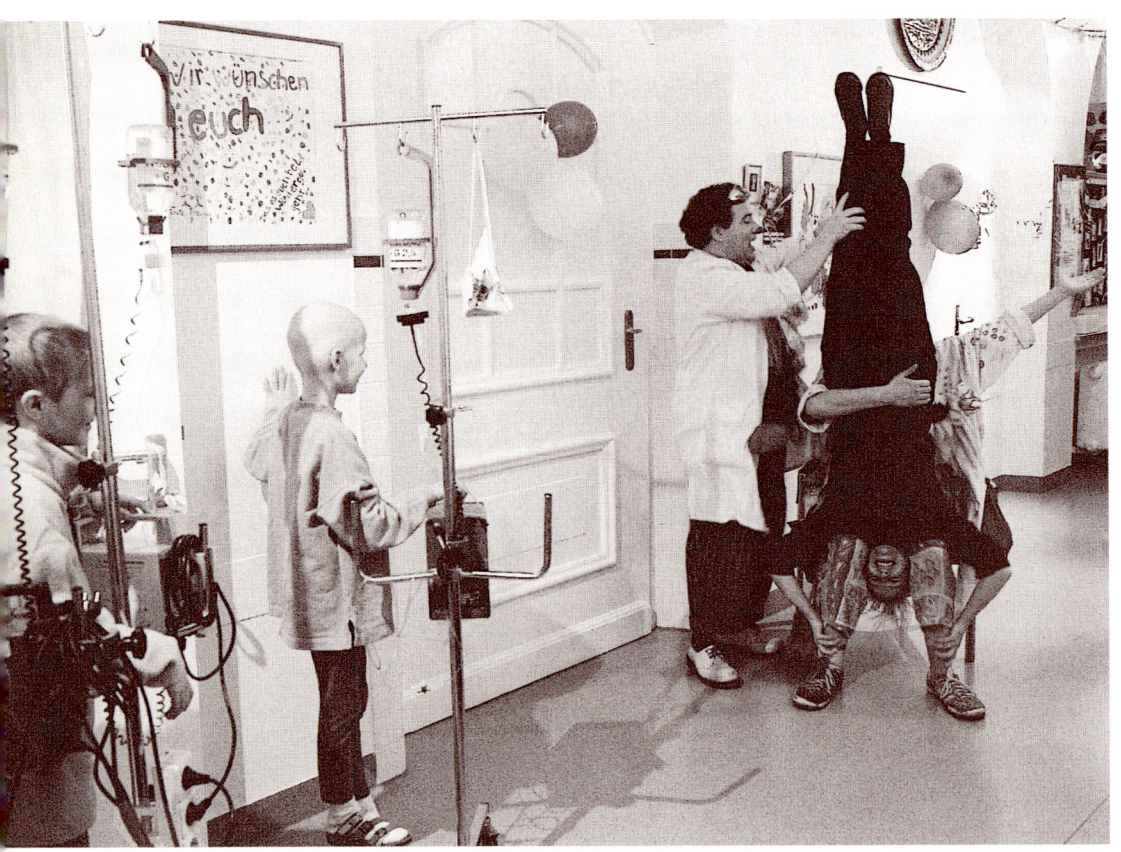

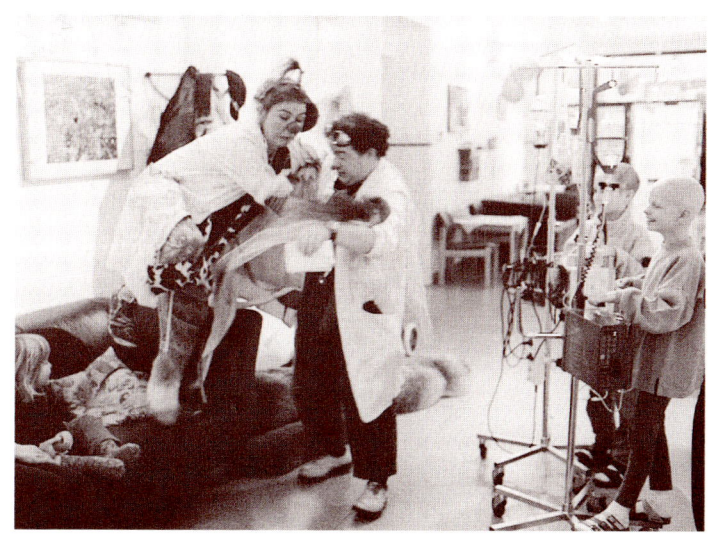

Dr. Klexs hat sich aufs Sofa verirrt, Dr. Piccolo springt ihr bei, Kavalier der er nun mal ist

Es geht ziemlich hoch her. „Was ist denn bei euch los?", erkundigt sich eine Schwester von der Nachbarstation. „Ach nichts. Es sind nur die Clowns ...", kriegt sie zur Antwort.

Dr. Piccolo und Dr. Klexs ziehen über die Flure, von Zimmer zu Zimmer, wie die Narren früher von Dorf zu Dorf gezogen sind, begleitet von einer Schar Kinder. Bloß dass diese Kinder hier ein bisschen anders sind als normale Kinder. Sie kreuzen die Klinge mit dem Tod. Viele von ihnen haben kahle Köpfe und sind über Schläuche und Kabel mit Geräten verbunden, die sie an Ständern mit sich schieben, Infusionspumpen, die ihre kranken Körper mit dem Elixier versorgen, das ihnen helfen wird, weiterzuleben – wenn sie zu den glücklichen drei Vierteln der Kinder gehören, die eine Krebserkrankung überleben.

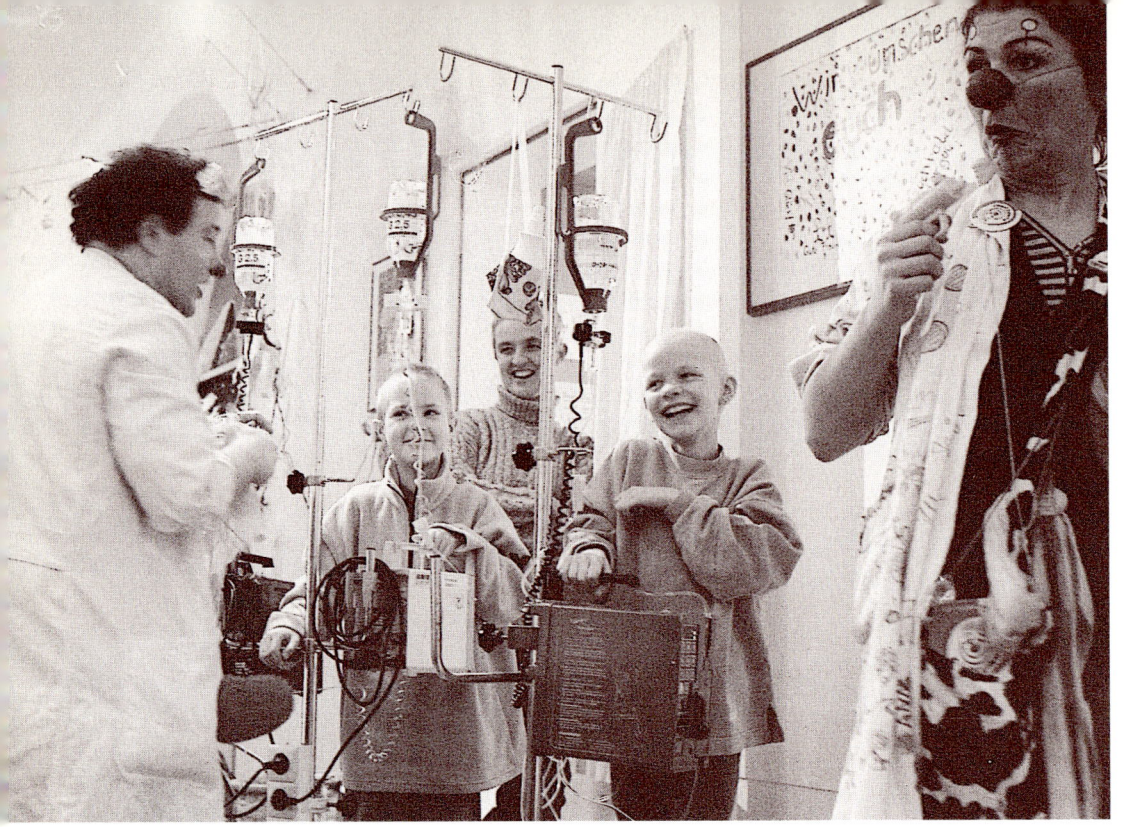

In das Treiben der Clowns werden alle mit einbezogen. Kinder, Mütter, Väter, Onkel, Tanten, Geschwister, Schwestern, Pfleger, Ärzte, alle machen mit. Man spürt das Zusammengehörigkeitsgefühl hier. Die Station wirkt wie ein Raumschiff, auf dem eine gemeinsame Reise unternommen wird. Und heute feiert die Crew. Viele scheinen sich auf längere Zeit eingerichtet zu haben, ein paar Monate sind für kleine Menschen eine ganze Ewigkeit, für die ganz Kleinen manchmal buchstäblich das halbe Leben. Für manche ist das Krankenhaus längst zur eigentlichen Heimat geworden, sie haben hier ihre Freunde und Bezugspersonen, Schwestern und Pfleger, Erzieherinnen, Lehrer. Es gibt hier Kinder, die sich vor dem Heimgehen fürchten, weil das Zuhause das Unbekannte ist. Zumal wenn es dort so aussieht, wie es im Fall des fünfjährigen Kevin nun einmal ist: Mutter Alkoholikerin, Vater unbekannt.

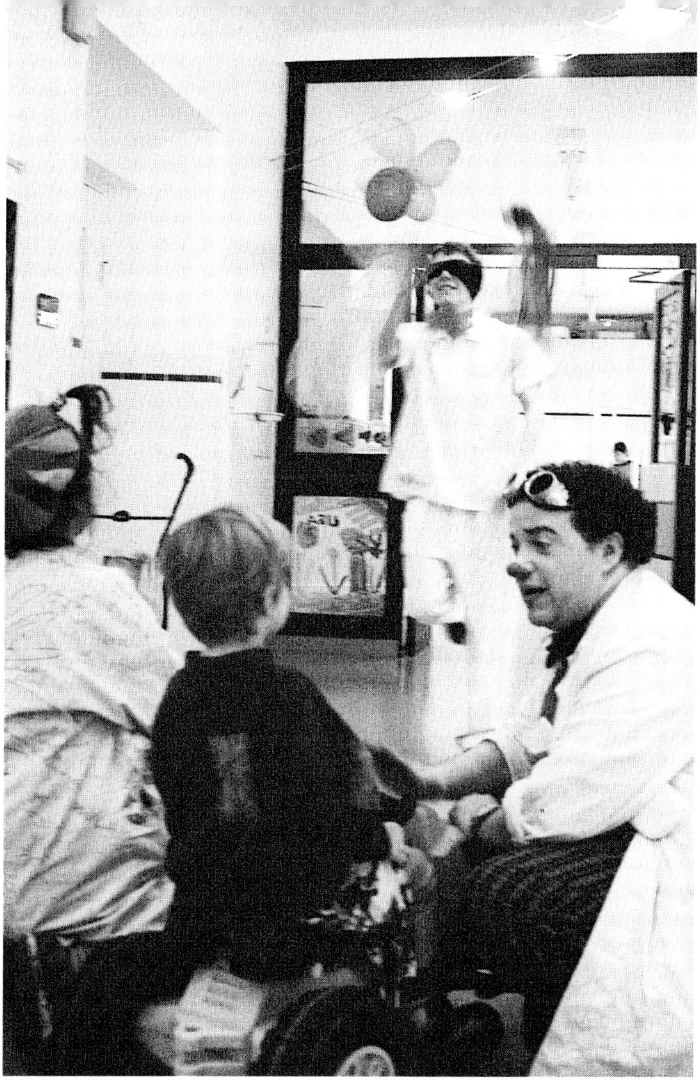

Der Pfleger kann sogar mit verbundenen Augen jonglieren! Und den Luftballon mit der Wasserpistole vom Kopf von Johannas Mutter schießen! Die braucht nach dem Kopfstand sowieso Abkühlung.

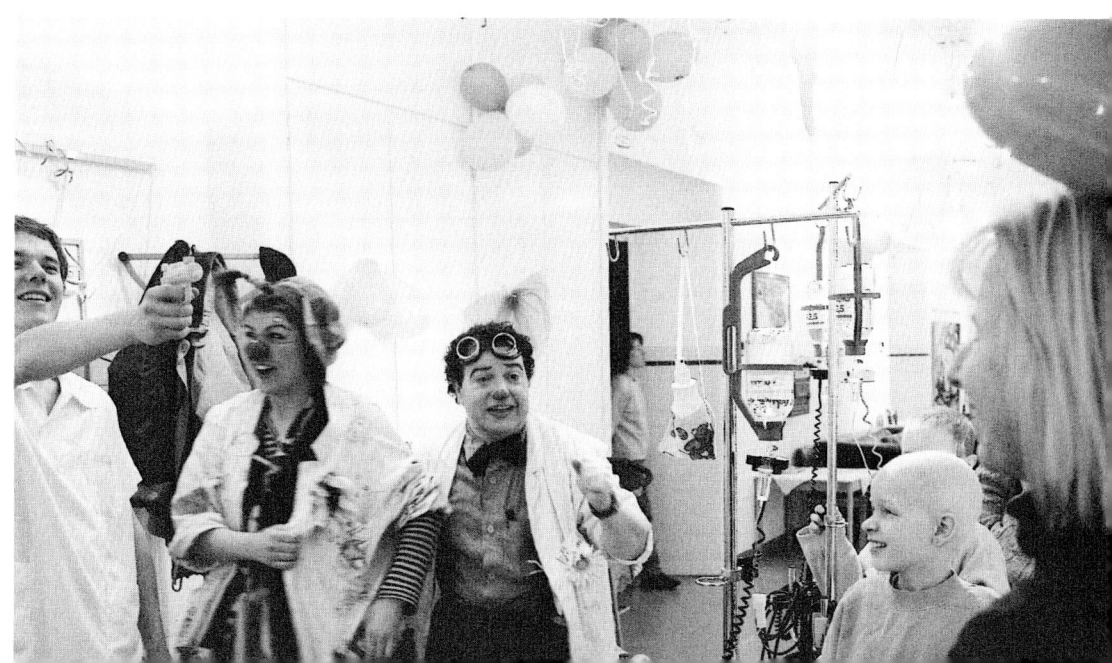

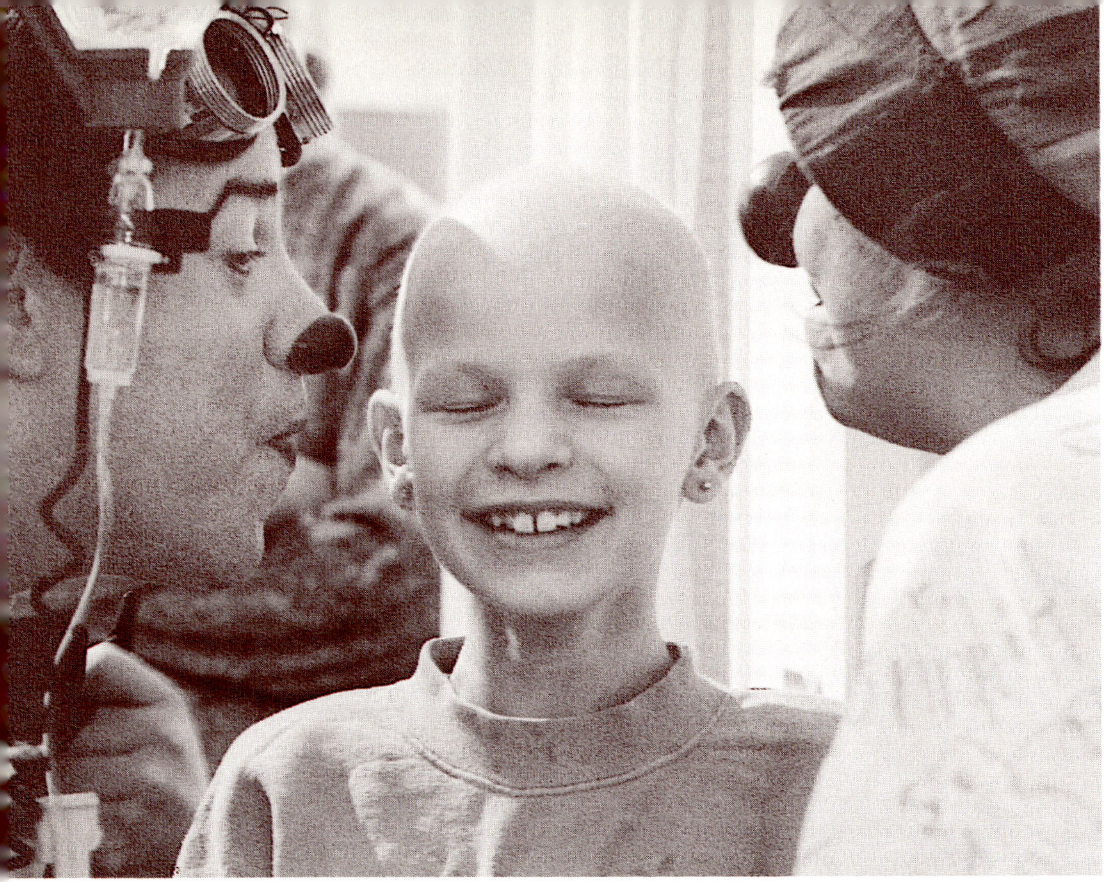

Clownstherapeutische
Maßnahmen

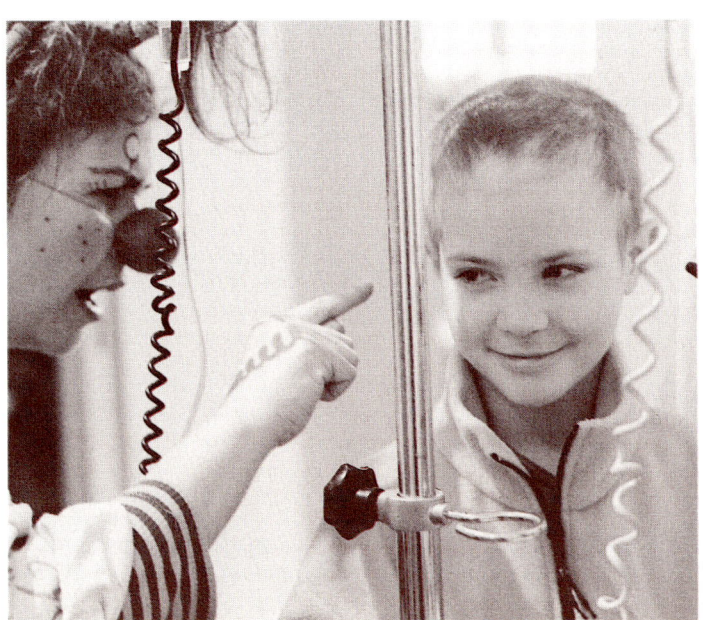

Die Clowns ziehen weiter, zu Jakob, ihrem letzten Patienten. Er muss im Isolierzimmer liegen, weil er eine Knochenmarkstransplantation erhält und vor allen Keimen abgeschirmt werden soll. Der Raum darf nur in voller Vermummung betreten werden, ansonsten ist der Kontakt nur durch eine Glasscheibe möglich, vor der nun die Clowns spielen.

Jakob liegt auf seinem Bett, er schaut zwar zu den Clowns, aber an seinem Gesicht ist keine Reaktion abzulesen. So sehr die Clowns sich auch bemühen, er bleibt scheinbar unbeteiligt. Nur zum Abschied winkt er kurz.

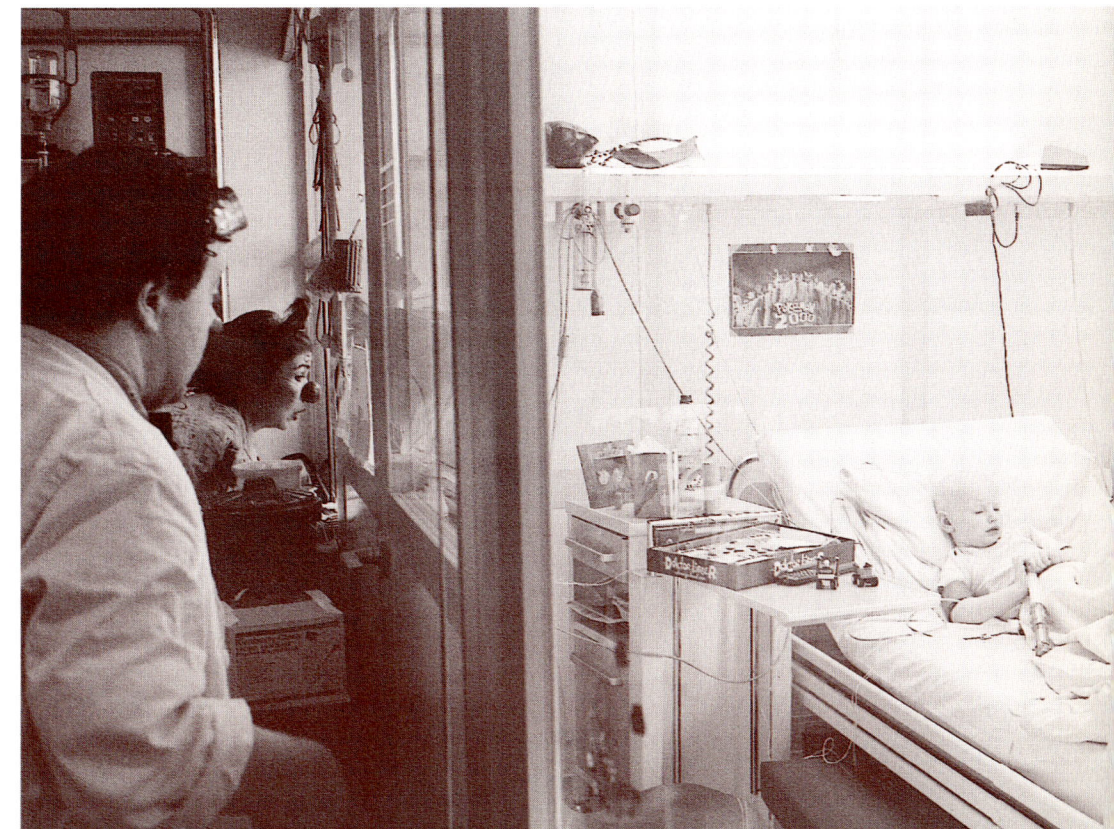

Die Clowns kommen!

Die Clowns sind auf ihrem Weg nach draußen schon fast an der Stationstür angelangt, als sie von Jakobs Mutter eingeholt werden. „Bitte, kommt noch einmal zurück! Jakob wünscht es sich so. Er hat sich so über euren Besuch gefreut ..." Kein Mensch der Welt könnte so eine Bitte abschlagen, erst recht nicht die Clowns. Also, Manege frei für die zweite Runde! Und die sieht ziemlich anders aus ...

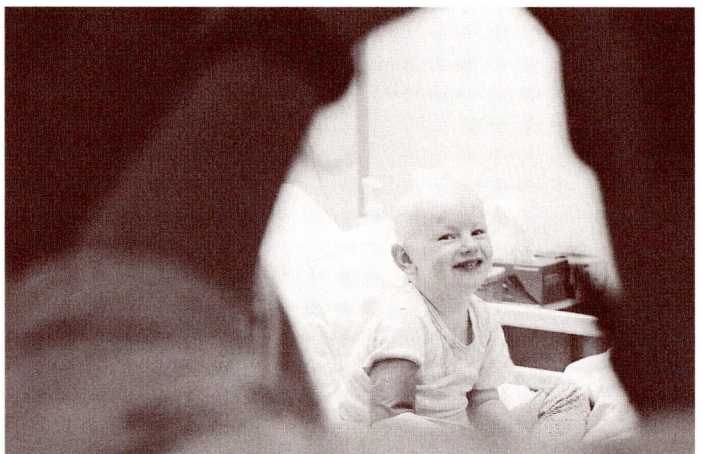

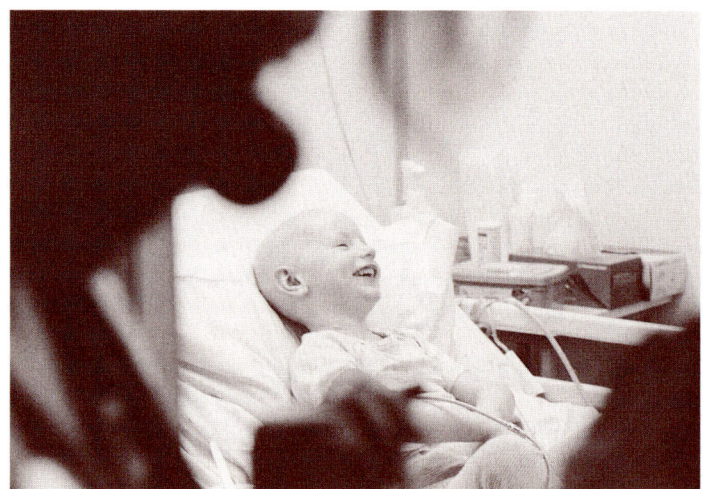

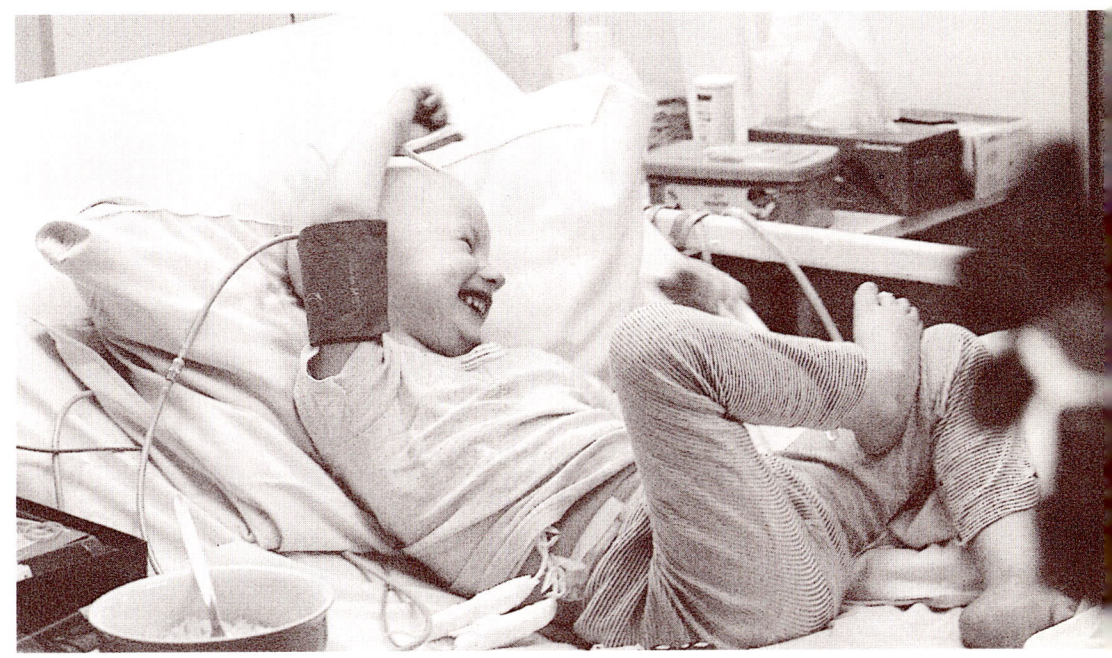

Jakob ist jetzt voll bei der Sache. Er lässt sich von den Clowns in ein Fantasie-Reich entführen, in dem alle möglichen Dinge passieren, über die man sich nur noch schlapplachen kann.

Später als geplant schließt sich die Stationstür hinter den Clowns.
Sie werden wieder in ihr Kämmerlein gehen, und sich zurückverwandeln. Vielleicht werden sie noch einen Kaffee zusammen trinken und über das Erlebte reden, bevor sie nach Hause gehen, in ihr anderes Leben.

Was lassen sie zurück?
Momente des Lachens und Vergessens. Eine Clownsnase, einen Dackel oder ein Luftballonherz. Und das Versprechen, dass sie wiederkommen.

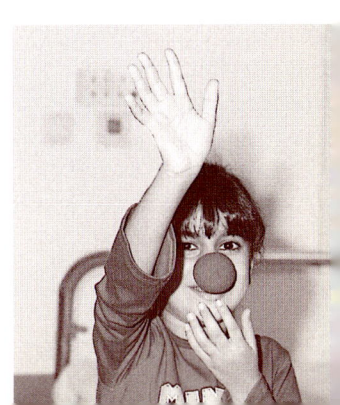

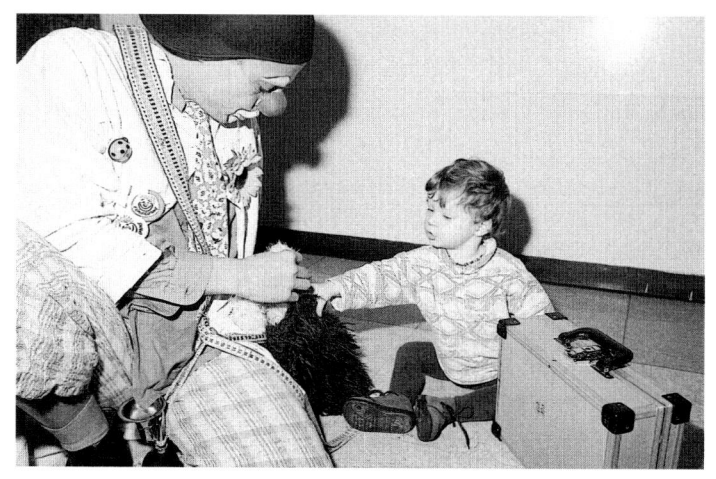

„Ich bin ein Clown und sammle Augenblicke ..."*

*Heinrich Böll:
Ansichten eines
Clowns

Tränen, Schmerzen, Angst. Eine Welt, die wir am liebsten weit, weit weg von uns wissen. Warum setzen sich Clowns gerade der rauen Seite des Lebens aus, anstatt auf Kindergeburtstagen glückliche Kinder zum Lachen zu bringen? Was sind das für Leute, die freiwillig in ein Krankenhaus gehen?

Gabriele Maier ist seit fünf Jahren bei den Münchener „KlinikClowns" und heißt dort Lilly Machtnix. Sie sieht ein bisschen wie eine Großstadtindianerin aus, braungebrannt, lange, braune Haare, sanfte Augen, so Mitte Vierzig. Früher war sie einmal Erzieherin, aber als sie dann selber einen Sohn bekommt, wird es ihr zuviel, immer nur Kinder um sich zu haben. Sie wird Tänzerin, und macht damit das, was sie schon immer machen wollte. Es dauert jedoch nicht lange, da kommen dann doch wieder die Kinder dran: In der U-Bahn lernt sie Leute vom Kinderzirkus „Traudich" kennen, und bald bringt sie Kindern Seiltanzen und Feuerspucken bei.

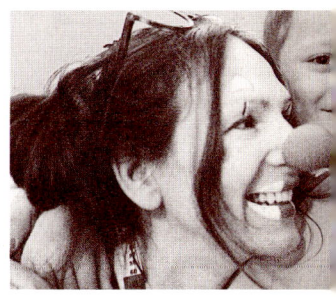

Irgendwann erzählt ihr eine Kollegin von Leuten, die als Clowns in Krankenhäusern spielen wollen. Sie geht zu einem Info-Treffen, macht die Workshops und Trainingsabende mit, und dann ist er da: ihr erster Arbeitstag als Klinikclown. „Ich war so aufgeregt, dass ich gar nicht mehr klar denken konnte. Hinterher hätte ich jubeln können, ich hab's geschafft!"

Ein anderer Münchener Clown der ersten Stunde ist Peter Spiel, mit Clownsnamen Dr. Piccolo, und bei dem ist Nomen wirklich Omen: er ist nicht besonders groß, und auch nicht besonders schlank. Ein Enddreißiger mit schwarzen Wuschelhaaren, einem runden, fleischigen Gesicht, einer kleinen Brille auf der Nase. Etwas abgehetzt läuft er zum Gespräch ein. Er sieht so aus, als ob er

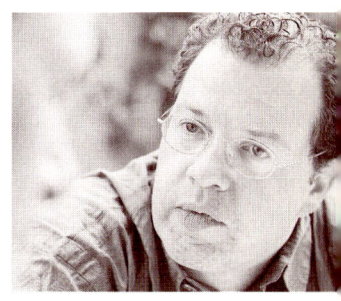

Ich bin ein Clown...

Dr. Piccolo in Aktion

öfters mal in der allerletzten Sekunde kommen würde und überhaupt viel am Rennen und Schwitzen ist.

„Du lernst die Menschen auf einer ganz anderen Ebene kennen als im normalen Leben", sagt er, als er endlich sitzt. „Sie lassen dich in ihr Leben. Ich geh unglaublich gerne in die Klinik." Er redet wie ein Buch, nur bayerischer. Menschen sind sein Element, man spürt es. Er geht nah ran, sucht Körperkontakt, mal flüstert er, dann dreht er wieder voll auf.

Sein Lebenslauf ist nicht gerade der Traum eines Personalchefs: Speditionskaufmann, Schauspielausbildung, Regisseur, Drehbuchautor und Filmemacher. Bei den „KlinikClowns" ist er heute der künstlerische Leiter, für die Auswahl der Clowns und Coaching verantwortlich. „Das Spiel ist Arbeit. Es erfordert Können."

Wie er zu den Klinikclowns kam? „Eigentlich durch Zufall. Ich wurde angesprochen, und da schoss es mir gleich durch den Kopf: ‚Das ist es!'"

„Clown zu sein war immer mein Lebenstraum, schon als Kind ...", erzählt Helga Timm von den „Clinic-Clowns" in Hannover. Sie sieht aus wie die nette Oma von neben-

Colli Bum (Mitte) mit ihren Kollegen

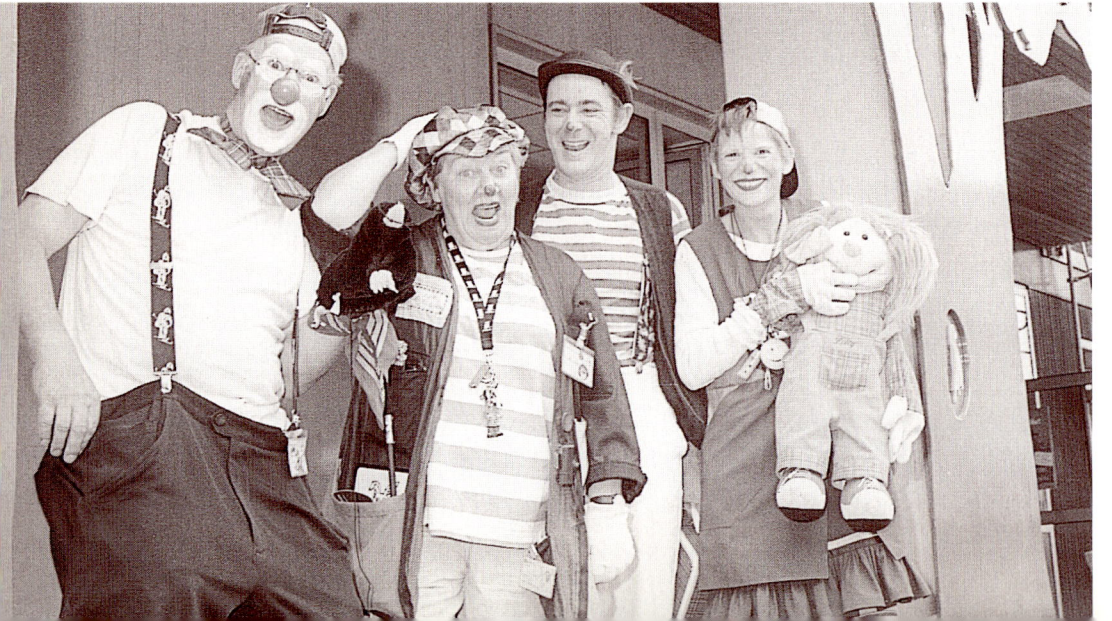

an, gut beieinander im allerbesten Wortsinn. Bis vor fünf Minuten war sie noch Colli Bum, ihr lila Kittel mit den zehn Kilo Clowns-Utensilien in den Taschen hängt wie eine zweite Haut hinter ihr am Schrank.

Sie hat ihn sich lange aufgehoben, ihren Lebenstraum, erst mit Fünfzig war er dran. Da geht sie auf das „TuT", die Clowns-Schule in Hannover, nebenher hat sie ihre Praxis für Lebensberatung und Familientherapie. Von den Klinikclowns hat sie zum ersten Mal in ihrer zweiten Heimat Kanada gehört, und schon damals hat sie dieses Gefühl, „das wäre das Richtige für mich". Als sie fertig ist mit der Clowns-Ausbildung, knüpft sie Kontakte zur Kinderklinik der Medizinischen Hochschule, macht dort erst ein Praktikum, dann ein paar Probeläufe als Clown, und bald ist Colli Bum eine feste Institution. Sie gibt ihre Praxis auf, und geht nun jeden Donnerstag durch die langen Flure, drei Jahre lang. Dann taucht eines Tages Reinhard Duprée bei ihr auf, in feinem Tuch. Auch er ein älteres Semester, und ebenso einer, der seinen Traum lange in petto gehalten hat. Spross einer alteingesessenen Kaufmannsfamilie, damals noch Inhaber eines großen Kaufhauses. Auf seinem 60. Geburtstag hatte er sein Coming-out als Clown. Als er von den Klinikclowns hört, schreibt er sich in der Clownsschule ein und kommt alsbald als Bruno mit auf die Station. Es dauert nicht lange, da stoßen noch zwei jüngere Clowns dazu – und fertig ist das Clowns-Quartett.

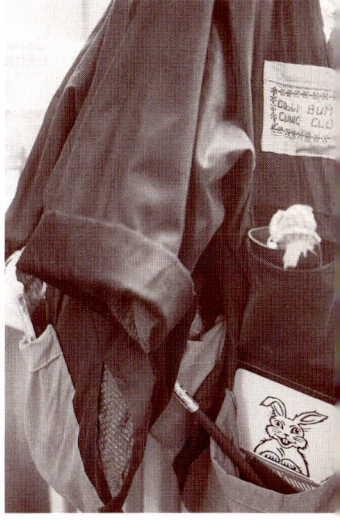

Zehn Kilo Clowns-Utensilien

Andreas Hartmann alias Spargel ist seit zwanzig Jahren Clown – clowneskes Urgestein, der Begriff drängt sich auf bei seinem verwitterten Gesicht, auf dem das Leben mehr Spuren hinterlassen hat als bei anderen 45-Jährigen. Zu den Klinikclowns ist er über seine Partnerin gekommen, die im Leben Hilde Cromheecke und als Clownin

Ich bin ein Clown...

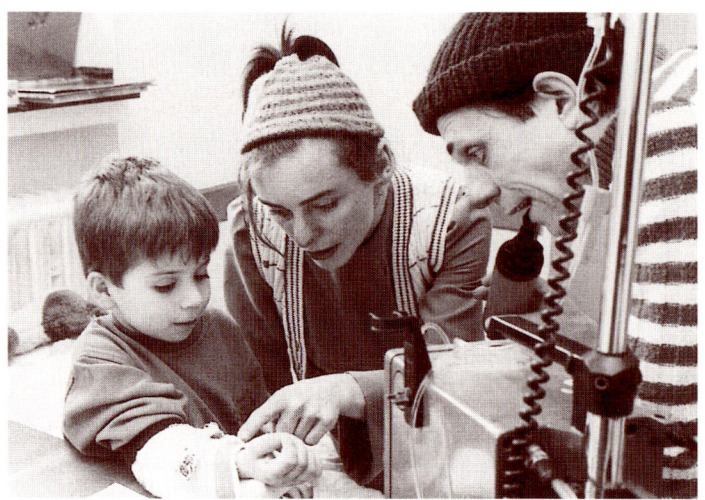

Andreas Hartmann und Hilde Cromheecke als Spargel und Lila

Lila heißt. Auch sie eine alte Häsin, die schon in der Gründungszeit der belgischen Klinikclowns mit von der Partie war.
Was ist für ihn dran an der Arbeit als Klinikclown?
„Als Clown und als Mensch zieht es mich zu den Grenzen. Grenzen, das ist all das Unausgesprochene und Unaussprechliche, die Themen der Kinder – im Krankenhaus sind das zum Beispiel ihre Ängste oder bestimmte Normen. Diese Themen aufzunehmen, darum geht es. Der Clown spricht sie an, spielt sie an. Denn da, an der Grenze, ist das Lachen. Wenn man sich der Grenzen bewusst wird, das öffnet den Geist. Man findet sie plötzlich einfach zum Lachen. Das ist der heilende Aspekt des Klinikclowns."

Ab und an müssen auch Clowns im Büro sitzen. Sie heißen dann „Geschäftsführer", „Vereinsvorsitzender" oder „Künstlerischer Leiter". Sie halten die Vereine am Laufen, treiben Spendengelder ein, verhandeln mit Kliniken und reden mit Journalisten.

Die Vereinsvorsitzende der Münchener „KlinikClowns" ist Elisabeth Makepeace-Vondrak. Eher klein von Statur, die Augen auffallend blau, die Haare auffallend glatt und vorne ziemlich gerade abgeschnitten, was dem weichen Gesicht eine energische Note verpasst.

Die Idee zu den Klinikclowns hat sie aus ihrer Heimat Wien mitgebracht, wo ihre Schwester als Klinikclown arbeitet. „Warum gibt es so etwas eigentlich nicht hier?" fragt sie sich, als sie in München ankommt. Sie hat hier früher als Schauspielerin gearbeitet, in Schwabing ein Theater geleitet und aus dem alten Freundeskreis werden nun die Mitstreiter rekrutiert. Die zukünftigen Klinikclowns bereiten sich lange vor, bevor sie ihren ersten Einsatz wagen, auf einer chirurgischen Station.

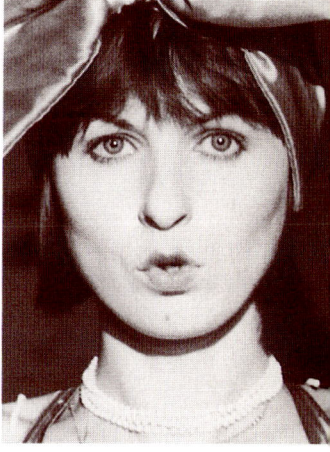

Elisabeth Makepeace-Vondrak als Schauspielerin

Der Start ist denkbar ermutigend, ein Medienereignis erster Ordnung. Bald stehen andere Stationen und Kliniken vor der Tür: „Wir wollen auch Clowns haben!" Eine Klinik ist darunter, die schon eine Spenderin hat, die die Clowns-Visiten finanzieren will. Das ist jedoch die glückliche Ausnahme. Ansonsten müssen für jeden der inzwischen tausend jährlichen Einsätze Spenden bei Firmen, Elterninitiativen, Wohltätigkeitsclubs und Privatpersonen gesammelt werden.

Wie wird man eigentlich Klinikclown?

„Voraussetzung ist bei uns eine künstlerische Ausbildung. Manche unserer Clowns haben eine Clownsschule absolviert, andere sind Schauspieler, Musiker, Tänzer." Es gibt viel Interesse, die Münchener Klinikclowns haben ein richtiges Bewerbungsverfahren entwickelt, zu dem ein Auswahl-Wochenende gehört.

Gibt es so etwas wie Weiterbildung?

„Wir treffen uns alle drei Wochen, um Probleme der Arbeit zu besprechen, z.B. ‚Was mache ich, wenn ein

Ich bin ein Clown...

Kind mich nicht gehen lassen kann?' Ab und zu laden wir dazu einen Kinderarzt oder Kinderpsychologen ein, der Fragen beantwortet. In festen Abständen begleitet Peter Spiel die Teams und gibt ihnen Feedback. Zudem findet regelmäßig eine Supervision durch einen „gelernten" Supervisor statt."

Was verdienen Klinikclowns eigentlich?
„Je nach Entfernung des Einsatzortes, 77 bis 150 Euro für einen Vor- oder Nachmittag. Bezahlung ist wichtig. Grundlage unserer Arbeit sind Regelmäßigkeit und Verlässlichkeit, und dazu gehört auch, dass die Künstler von ihren Klinik-Einsätzen genauso leben können wie von ihren anderen Engagements."

Wie sie so redet, spürt man: Es ist ihr Ding. Obwohl sie selber nicht auf den Stationen spielt, ist sie doch immer wieder dabei in den Kliniken, ebenso bei den Workshops und den Clowns-Treffen. Sie kennt viele von den Kindern, nicht zuletzt über die Protokolle, die die Clowns einmal monatlich abgeben und in die manche auch ihre Gefühle einfließen lassen.

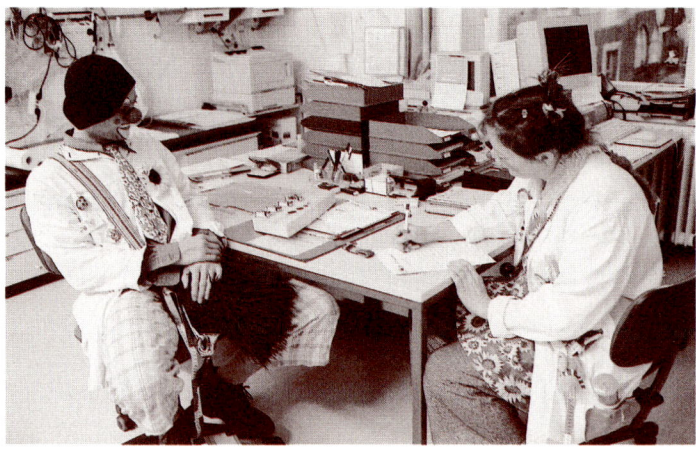

Clowns beim Protokollschreiben

Die Münchener Klinikclowns gehen prinzipiell zu zweit auf Station, in festen Paaren. Dabei kommen schon einmal „Paarkonflikte" vor. „Manche müssen erst zusammenwachsen. Und wenn es nicht klappt, müssen sie sich trennen und neue Partner finden", sagt sie in ihrem charmanten Dialekt. Die Mutter der Kompanie, von der ganz netten Sorte. Aber durchaus eine, bei der man merkt, dass sie ihren Laden im Griff hat.

In Köln heißt die leitende Clownin Ulli Amrehn alias Charlotte, „ihr" Verein heißt KiKK, genauer „Kunst im Kinderkrankenhaus e.V.". Selbst über das Telefon kann man spüren, wie ihr die Haare zu Berg gehen, als sie mit „Leitende Clownin" tituliert wird.
„Wir sind doch Anarchisten", sagt sie und lacht ein langes, ansteckendes Lachen. „Es gibt keinen Chef, jeder arbeitet selbstverantwortlich."
Kann so etwas denn funktionieren? „Basisdemokratie kann schon etwas mühsam sein. Wir müssen öfter mal das Rad neu erfinden ... – Es ist ja keine kontinuierliche Leitung da, die einen Ordner zückt und uns unsere Beschlüsse von vor drei Jahren zu dem Thema vorlegt. Es kann dann schon sein, dass wir dann aufs Neue bis in die Nacht tagen. Aber durch immer neue Mitglieder kommen auch immer neue Erfahrungen dazu. Es gab schon die unterschiedlichsten Phasen bei uns, auch schon ziemliche Durchhänger, dann wieder der Boom." Es klingt ein bisschen nach Chaos und nach ziemlich viel Spaß.
Welche Voraussetzungen müssen die Clowns mitbringen? „Nicht unbedingt eine Clownsausbildung, aber sie sollten gewohnt sein, vor Publikum zu spielen. Neue Clowns werden so lange von erfahrenen Kollegen begleitet, bis die Figur wasserdicht ist. Am meisten kommt es aber auf die Sensibilität an. Bevor ein Clown auf einer Station an-

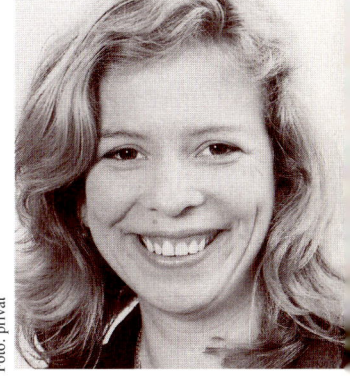

Ulli Amrehn

Ich bin ein Clown...

fängt, macht er dort drei halbe Tage Dienst, wie ein Pflegepraktikant. Dann gehört er dazu, ist nicht so einer von außen."

Eine Kölner Besonderheit: „Wir als Verein geben nur eine Anschubfinanzierung, z.B. für die ersten drei Monate." Danach muss die jeweilige Station oder Klinik die Finanzierung selbst übernehmen, z.B. über Elternvereine oder eigene Förderer. „Es ist ja ihr Clown. Wenn sie zufrieden sind, wollen sie ihn auch behalten und treiben das Geld auf. Auch die Frage, wie oft die Clowns kommen sollen, ist Sache der Station. Manche haben zwei oder drei mal die Woche Clowns da."

Wie ist sie überhaupt Klinikclown geworden?

„Eine lange Geschichte ist das ..." – Sie hat Sonderschulpädagogik studiert und schon im Studium Clownerie bei Behinderten eingesetzt. Sie ist davon so fasziniert, dass sie ihre Staatsexamensarbeit darüber schreibt.

Dann hat ihr Partner einen Autounfall. Lange Wochen liegt er im Koma, danach muss er buchstäblich alles wiedererlernen. Sie begleitet ihn auf dem mühevollen Weg. Und entdeckt dabei die elementare Macht des Humors. „Wenn einer alles neu lernen muss, als erwachsener Mensch, ergibt sich unglaubliche Situationskomik" – sie unterstreicht es mit einer ihrer Lachsalven. „Sie ist wie eine Brücke über den tragischen Abgrund. Humor ist die letzte Bastion der Menschlichkeit."

Nach zweieinhalb Jahren wird ihr Partner aus der Reha entlassen, und danach ist sie erst einmal ziemlich aus der Bahn geworfen, ausgepowert nach dem langen Dasein für den anderen.

Jetzt ist der Clown dran. Sie geht ein Jahr auf die Clownsschule, danach arbeitet sie noch einmal als Lehrerin. – „Mal sehen, was stärker ist." Nach einem Jahr weiß sie, Lehrerin sein ist es nicht.

Irgendwo hat sie schon von den Klinikclowns gehört, am Rande eines Gesprächs unter Clowns. „Ich bin zur Uniklinik gestiefelt und habe den Chef überzeugt." Wie sie das sagt, weiß man: Der Mann hatte keine Chance.
Nach zwei Wochen erscheint ein Artikel über die neue Klinikclownin in der Zeitung. Vorsorglich geht sie zum Arbeitsamt, um klarzustellen, dass sie das ehrenamtlich gemacht hat. „Wissen sie was, Sie kriegen eine ABM", sagt die Sachbearbeiterin, vollkommen begeistert von der Idee.

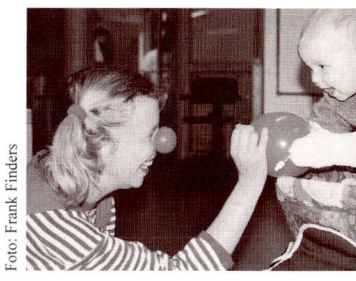

Verlassen wir Köln, das Clowns-Schlaraffenland, in dem Klinikclowns mit ABMs versorgt werden, die Kliniken ihre Clowns selber bezahlen und sogar Anarchistenvereine funktionieren.
Dass es auch anders gehen kann, davon wissen viele Klinikclowns ein Liedchen zu singen. „Bei uns gibt es viel Andrang von Clowns, aber wenig von Kliniken", sagt Bettina Natho, die gerade den Verein „Klinik-Clowns Hamburg" gegründet hat.

„Wir brauchen keine Clowns" – wie viele Clowns haben das schon zu hören bekommen? Nicht jeder Klinikchef, gestresst vom täglichen Kampf gegen Chaos und Entropie, ist davon zu überzeugen, dass sein Unternehmen gerade einen bunten Chaotenhaufen braucht ...
Dafür werden die Clowns in letzter Zeit zunehmend von einer Institution entdeckt, die man auf Anhieb nicht unbedingt als die angestammte Heimstätte von Clowns ansehen würde: Alten- und Pflegeheime.
„Bei uns kommen enorm viele Anfragen aus Pflegeheimen", sagt Barbara Jandak von den CliniClowns Austria. Schon ein Drittel ihrer Einsätze absolvieren die Wiener in der Geriatrie. Bei den Münchnern ist es sogar schon die

Ich bin ein Clown...

Hälfte. Auch andernorts werden zunehmend Alten- und Pflegeheime zur Arena der Clowns. Schon schwebt eine neue Berufsbezeichnung durch die Luft: Gericlown.

Clowns und alte Menschen, passt das denn zusammen?
„Als ich vor fünf Jahren angesprochen wurde, regelmäßig in einem Altenheim für Menschen mit Demenz zu spielen, war ich skeptisch", sagt Ulli Amrehn. „Und als ich mich da zum ersten Mal umschaute, wollte ich zuerst gar nichts mit den Bewohnern zu tun haben. Ich habe in meinem Leben noch nie so gerne Tische auf- und abgeräumt wie in dem einwöchigen Vorpraktikum. Wenn ich nicht versprochen hätte, wenigstens einmal als Clown zu spielen, wäre ich weggerannt. Aber als Clown habe ich mich zu meiner eigenen Überraschung pudelwohl gefühlt. Es macht mir immer noch richtig Spaß, mich mitten in diesem Kaleidoskop von Menschsein zu bewegen. Ich baue inniglich verrückte Kontakte auf und begleite diese besonderen Menschen bis zu ihrem Tod."
Aber kriegt man denn als Clown besser Zugang als ein normaler Mensch?
„Die rote Nase hilft enorm, denn die erkennen sie wieder, der Clown ist eine Figur aus ihrer Kindheit. Gerade zu den verwirrten Alten findet der Clown einen Weg. Er ist ja auch auf eine Art ver-rückt. Ein Clown kann sich auf das Durcheinander im Kopf einlassen und darauf auf seine Art reagieren. Er muss sich nicht um Logik bemühen, sondern darf sein Herz sprechen lassen, einfach so."

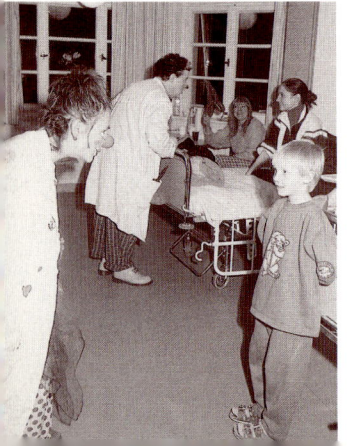

Zwei Clown-Doktoren bei der Visite

Wer mit Klinikclowns redet, kommt irgendwann zu dem Thema: „Clown-Doktor" oder „einfach Clown"? Wenn leitende Clowns streiten, dann darüber.
Am Anfang war der Clown-Doktor. Clown-Doktoren treten als lustige Ärzte auf, etwas bunter als die echten, aber

mit weißem Kittel und Arztutensilien, die sie freilich zu Spaßinstrumenten umfunktioniert haben. Sie machen Clowns-Visiten, verschreiben dabei Seifenblasen oder Luftballons – ganz nach dem Muster von Michael Christensen und seiner „Clowns Care Unit". Nach diesem Vorbild arbeiten vor allem die großen Clownsinitiativen in Österreich, München und Wiesbaden.

Die Idee dahinter ist, den angstbesetzten ärztlichen Aktionen wie Operationen, Narkose oder Blutabnahme durch die Verballhornung die Spitze zu nehmen. „Dadurch, dass man die Sache veralbert, verliert sie ihre schreckliche, düstere Macht", sagt Christian Heeck, der die Clownsvisiten an den Unikliniken Münster ins Leben gerufen hat.

Niemand weiß so recht, wann die ersten Klinikclowns ohne Kittel auftauchten. Aber inzwischen sind sie nicht mehr zu übersehen.

„Bei uns will keiner als Clown-Doktor arbeiten", sagt Andreas Hartmann alias Spargel. „Es kann sich aus dem Spiel ergeben, dass man einen weißen Kittel anziehen will und in die Rolle des Doktors schlüpft. Als ein Teil des Spektrums, aber nicht zwangsweise."

In Köln – wie könnte es bei den Anarchisten anders sein – ist es den Clowns freigestellt, ob sie als Clown oder Doktor-Clown spielen. „Bisher ist keiner als Arzt gegangen. Keiner spürt eine Doktor-Figur in sich", sagt Ulli Amrehn. „Wir haben so einen tiefen Respekt vor den Ärzten, und arbeiten so eng mit ihnen zusammen, dass kein Bedarf ist, sich einen Doktortitel anzuhängen. Außerdem läuft auf Kinderstationen doch ohnehin kaum ein Arzt mehr mit Kittel rum ..."

Prayan Christian Federl von den Münchener „KlinikClowns": „Manchmal haben die Kinder Angst vor den

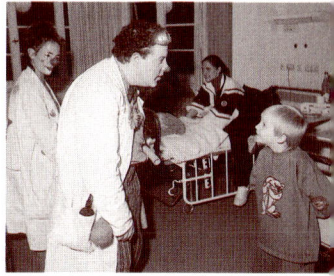

„Du bist doch gar kein Doktor!"

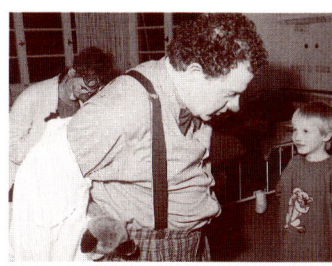

Dr. Piccolo ist so geknickt, dass er den Kittel auszieht

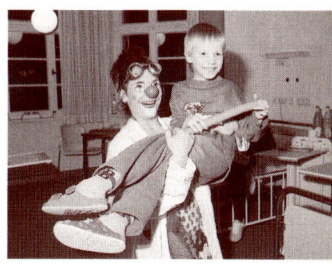

Aber Dr. Zausl freut sich. „Du bist mein Prinz", sagt sie...

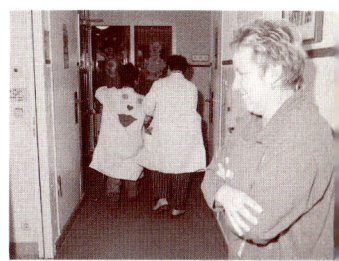

... und nimmt ihn mit auf ihr Schloss, natürlich mit Einverständnis der Bräutigamsmutter

Ich bin ein Clown...

weißen Kitteln, er erinnert sie nunmal an die richtigen Ärzte. Deshalb gehen wir jetzt öfter auch mal ohne Kittel."

Dieter Gorzejeska alias Dr. Schienbein von den Clown-Doktoren in Wiesbaden: „Ach ja, der ewige Streit, ich erinnere mich da an Sitzungen ... man darf da kein Dogma draus machen. Das Entscheidende ist letztlich, wie gut die Clowns sind."

Sollen Clowns allein auftreten oder als Paare?
Auch so eine Endlos-Diskussion – die sich allerdings in manchen Initiativen ohnehin erübrigt, weil das Geld für eine Doppelbesetzung sowieso nicht reichen würde.
„Am Anfang sind wir immer allein gegangen", sagt Ulli Amrehn. „Jetzt, wo wir es finanzieren können, stellen wir es den Clowns frei. Aber fast alle wollen allein gehen."
Warum? „Die Begegnung mit den Kindern ist intensiver. Man wird nicht abgelenkt, kann auf die Geschichte im Raum eingehen, was draus machen. Auch die Verbindung zu den Ärzten und Schwestern ist enger, man ist mehr auf der Station verwurzelt. Aber es ist auch anstrengender, man ist immer voll drin und das Verrückte, das Clowneske ist in Gefahr sich abzuschleifen, weil die Begegnung so intensiv ist."
„Zu zweit hat Vor- und Nachteile", sagt Markus Schmidt aus München. „Der andere kann einen immer retten, wenn einem gerade nichts einfällt oder man sich vergaloppiert hat. Auch für die Kinder kann es manchmal angenehmer sein, wenn die Clowns zu zweit sind. Sie haben dann die Auswahl: mitmachen oder nur zuschauen. Manche wollen ja erst einmal nur zuschauen, müssen erst Vertrauen aufbauen. Aber manchmal sind zwei zu viel, es kommt vor, dass ein Kind uns als Übermacht empfindet."

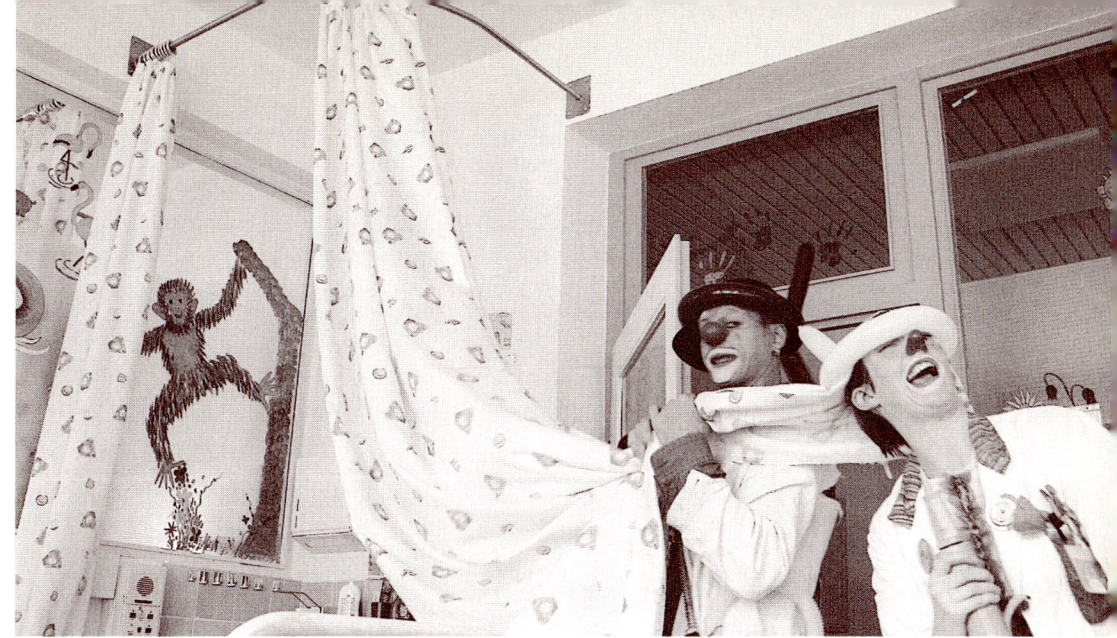

Auch ein Vorteil der Doppelbesetzung: Man kann heiraten, wie hier Dr. Lo und Dr. Li

„Hauptvorteil der Doppelbesetzung ist, dass man als Weiß- und Rotclown auftreten kann", sagt Andreas Hartmann und spielt damit auf die klassische Rollenverteilung zwischen dem „vernünftigen" Weißclown und dem „dummen August" an.
Ein Beispiel?
„Ein Kind bekommt Kortison. Es ist sehr aggressiv. Die Schwester sagt: da kommt ihr eh nie rein, der schmeißt alle raus, auch uns.
Der Clown kennt aber keine Grenzen, geht ja immer mittenmang rein ins Problem. Spargel stürmt also ins Zimmer: ‚Wo ist das Kind, das alle rausschmeißt?'
Das Kind: ‚Raus!'
Lila ist inzwischen auch im Zimmer und mischt sich ein: ‚Ja, der Spargel soll raus, und zwar sofort, oder?'
– ‚Ja, der soll raus!'
Lila zu Spargel: ‚Raus!' (Sie übernimmt die Gefühle des Kindes, seine Aggressionen werden jetzt, in der übertriebenen Clowns-Art, zwischen den Clowns ausgetragen, das Kind kann über die Clowns herzlich lachen, die eigentlich nur sein eigenes Verhalten spiegeln.)

Ich bin ein Clown...

Nach zehn Minuten war der Zugang da und beide Clowns im Spiel mit dem Kind versunken. Von da an durften auch die Schwestern wieder rein."

„Wenn es um Tabus geht, ist es immer gut, zu zweit zu sein." Auch hierfür hat er ein Beispiel parat:

„Eine Jugendliche ohne Haare. Rot sagt: ‚Die hat's gut, braucht keinen Kamm.' – Entweder das Kind kann darüber lachen, dann haut Weiß in dieselbe Kerbe, wie praktisch das Leben ohne Haare doch ist, oder das Kind reagiert nicht oder man merkt, es ist ihm unangenehm, dann kann er Rot zurechtweisen und sich mit dem Kind verbünden, das dann auf diese Weise seinen Spaß hat oder Aggressionen rauslassen kann."

„Manche Clowns haben Angst vor der Rolle des Weißen ... Aber er muss nicht immer der unsympathische Zurechtweiser sein. Der Weiße kann sehr väterlich oder mütterlich sein, er hat die ganze Bandbreite, die auch Eltern haben, auch er hat diese allumfassende Liebe. Man muss nur echt sein."

„Echt sein", das taucht immer wieder auf, wenn man mit Klinikclowns redet.

„Der Clown muss nicht immer lustig sein, er kann auch ernst sein, ja sogar weinen. Er muss nur echt sein", sagt Markus Schmidt alias Dr. Trööt. „Mit der Zeit lernt man seine Gefühle zu zeigen. Ich benutze jetzt z.B. viel weniger Schminke. Am Anfang hilft die Maske gegen die Unsicherheit, aber man versteckt sich damit auch."

„Das Schlimmste ist ein Clown, der eine Show abzieht. Es geht um echte Gefühle, nicht ums Spielen", sagt Andreas Hartmann. Er erzählt von dem Jugendlichen auf der Krebsstation, er hat noch jetzt sein Bild auf dem Schreibtisch. Er hat nur seine Hand genommen und ist bei ihm gesessen. Beide wussten, dass es das letzte Mal ist.

„Es braucht ganz viel Ehrlichkeit, ganz viel Liebe. Authentisch sein, in der Freude, in der Furcht, in der Aggression. Ich muss mich sehr weit öffnen, auch wenn ich dadurch verletzbar werde."

Gibt es eigentlich so etwas wie Freundschaft zwischen Clown und Kind?
„Für die Kleinen ist man ja von einem anderen Stern, sie stellen sich alles Mögliche vor, was der Clown für ein Wesen ist. Je älter, um so mehr sehen sie den Mensch dahinter", sagt Helga Timm.
„Freundschaft? – Ja, das gibt es, aber eigentlich sollte der Kontakt auf die Klinik beschränkt bleiben", sagt Andreas Hartmann.
„Es kann auch ernste Gespräche geben, warum nicht? Der Clown hat die Narrenfreiheit, auch dazu", sagt Gabriele Maier.
„Vor allem auf der Onkologie gibt es den persönlichen Kontakt. Aber ich verliere nie ganz die Rolle, bin höchstens zu 85 Prozent Mensch", sagt ihr Kollege Peter Spiel.
„Es ist vorgekommen, dass mich Kinder zu Hause anriefen und fragten, wie der Zaubertrick funktioniert. Sie hatten die Telefonnummer im Schwesternzimmer an der Pinwand entdeckt", erzählt Dr. Bolo alias Jorge Bolognino, der Clown mit der Klezmer-Klarinette. Er war in Hamburg schon Klinikclown, als es in Deutschland noch keinen einzigen Verein gab.
„Oder ich habe Postkarten aus dem Ponyhof bekommen. Ich habe nämlich manchmal so eine Aktion gemacht, Urlaub auf dem Ponyhof, habe das bei der Visite verschrieben." Er musste vorher ziemlich nachbohren, bis der Ponyhof mitmachte. „Aber man muss vorsichtig sein

Ich bin ein Clown...

mit der Nähe, behutsam, man darf die Kinder nicht nötigen."

„Es gibt so Situationen, da ist nicht der Clown gefragt. Da geht es darum, deinem Kind die Nase zu putzen", sagt Gabriele Maier. „Mein Clown darf auch mal ganz normal sein und auch mal ganz normal Mensch-ärgere-dich-nicht mit einem Kind spielen."

„Ich würde schon Mensch-ärgere-dich-nicht spielen, aber würde nicht seriös spielen, sondern andersrum", sagt Peter Spiel.

Clowns können wunderbar unterschiedlich sein ...

Was ist das Schwerste?
„Kotzende Kinder", kommt es ohne Überlegen von Prayan Federl.

Wie geht man mit dem Leiden um? „Ich fühle mit, aber leide nicht mit. Mitfühlen heißt: den Schmerz erleben, aber nicht übernehmen. Es ist eine respektvolle Art, damit umzugehen, denn das Kind erlebt seine Krankheit auf seine eigene, ganz andere Art. Ich bin z.B. immer wieder davon beeindruckt, wie Kinder mit ihren Behinderungen umgehen, mit welcher Selbstverständlichkeit sie mit ihren Einschränkungen leben."

„Mitleid?" fragt der Berliner Klinikclown Paul Kustermann alias Seine Eiligkeit Clown Willi[*]. „Auf gar keinen Fall. Hier ist meine Schwebekraft erwünscht und nicht Krokodilstränen. Mitleid wäre in der Funktion als Clown schrecklich. Dazu hätte mich keiner einladen müssen." Dem Clown geht es darum, dem anderen mit seinen Mitteln, nämlich der Komik, Kraft zu geben. Er lässt die andere Welt zumindest aufblitzen, als ein Zeichen, dass sie trotz allem noch da ist. Ganz nach dem alten Clowns-Motto: Der Tod ist eine viel zu ernste Sache, um ernst genommen zu werden ...

[*]In dem Buch „ClownSprechstunde",
(Joachim Meincke (Hrsg.),
Verlag Hans Huber

Wie verarbeitet man den Tod eines Kindes?

Gabriele Maier ist Buddhistin. „Alles gehört dazu, auch der Tod." Sie erzählt von Anna, ihrem Mukoviszidose-Kind, die 12 Jahre alt war und praktisch ihr ganzes Leben im Krankenhaus verbracht hat. Die Mutter war weg, der Vater besuchte sie nur sporadisch. „Wir waren fester Bestandteil ihres Lebens. Wir mussten immer Pferdchen mit ihr spielen." Es ging ihr dann zunehmend schlechter, und eines Tages war sie tot, ohne Abschied. „Ich habe mich hinterher von ihr verabschiedet. Habe mich einfach hingesetzt und nochmal mit ihr geredet. ‚Jetzt ist der Vogel frei', dachte ich."

„Dass man die Kinder begleiten kann, im Grunde ist es ein Geschenk, für das ich dankbar bin. Es lässt mich reifen, erkennen, was wirklich wichtig ist."

„Aber trotz aller Nähe, die zum Teil ja super intensiv ist: Es ist nicht mein Kind. Es braucht einfach auch eine gewisse Distanz, sonst könnte ich das nicht machen. Ohne Professionalität ist die Freiheit weg."

„In der jeweiligen Situation in der Klinik kann es sein, dass du das gar nicht an dich heranlassen kannst", sagt Peter Spiel. „Da kommst du auf die Station und die Schwester sagt dir ‚Übrigens, Antonia ist tot.' Keine Chance, es an sich ranzulassen. Schublade auf, Antonia rein, Schublade zu. Erst zu Hause kann man die Schublade wieder aufmachen."

„Ich fühle den Verlust und nehme Abschied", sagt Prayan Federl, der Sanyassin. „Aber ich weiß, das, was mir Schmerzen bereitet, ist mein Verlust. Für das Kind empfinde ich liebevolle Freude, dass es zu Hause ist nach seinem schweren Weg."

„Viele Eltern können ihr Leid nicht zeigen. Als Clown muss man die Trauer nicht direkt ansprechen, aber kann irgendwie ein Zeichen geben, dass man dabei ist. Trost

Ich bin ein Clown...

muss kein großes Ding sein. Einfach mal ein Herz aufblasen, zum Beispiel. Dann kann es sein, dass sie ihre Tränen fließen lassen können. Das ist die Rolle des Clowns, an den Tabus zu kratzen, die soziale Kontrolle auszuhebeln. Aber man darf sich nicht aufdrängen. Es ist nicht selbstverständlich, dass ein Mensch einen anderen, auch einen Clown nicht, in seine Trauer hereinlässt."
Markus Schmidt arbeitet schon lange auf der Onkologie. Er ist gläubiger Christ. „Der Tod hat nichts Erschreckendes. Natürlich bin ich traurig, aber *ich* bin traurig. Für die Kinder ist es eine Erlösung nach der Quälerei. Da, wo sie hingehen, sind sie aufgehoben."
Peter Spiel ist Ex-Ministrant. „Bezahlt werden hilft. Es ermöglicht Abgrenzung: es ist dein Job. Du hast deine Arbeit getan, musst kein schlechtes Gewissen haben, weil du ‚nicht genug gemacht' hast. Was auch hilft: dass man zu zweit ist und hinterher oder in der Pause mit anderen reden kann. Die Erfahrung von Tod relativiert mein Leben. Der Rucksack der eigenen Probleme bleibt in der Umkleide. Aber nachher erscheint er leichter."
Jorge Bolognino, der Clown mit der Klarinette, ist selber krebskrank. „Wenn man Kinder so lange begleitet hat, ist man mit ihnen verbunden", sagt er. „Manchmal gehe ich mit zur Beerdigung, als Clown, mit der Klarinette."

Was ist das Besondere an der Arbeit als Klinikclown?
Helga Timm: „Es ist eine wunderbare Chance. Der Clown schließt Herzen auf. Er braucht keine Visitenkarte, er ist den Menschen von Anfang an vertraut. Auch mit den Eltern ist man gleich per Du."
Markus Schmidt: „Der Clown hat diese archetypische Macht. Er hat Vertrauensvorschuss. Du kommst zur Tür rein und bist Freund."

Prayan Federl erzählt von einem Erlebnis auf der Intensivstation. Eine Mutter, weinend neben ihrem weinenden Kind. Er kommt dazu und spürt sofort, dass die Mutter seine Anwesenheit als unpassend empfindet. „Ich steh da wie ein Idiot." Dann macht er nichts anderes als eben dastehen und den Kontakt zu dem Kind aufnehmen, mit dem Blick und kleinen Gesten. Das Kind hört auf zu weinen, die beiden sind ganz miteinander, schauen sich einfach an, einen langen, langen Moment lang.
Kristina Kaiser alias Zitronella, Klinikclownin in Worms: „Du hast nicht den Applaus wie auf der Bühne, es ist ein anderer Applaus." Sie erzählt von einem behinderten Kind, Andreas. Die Schwester sagt: Da brauchst du nicht hin, der kriegt nichts mehr mit. „Das kann ich nicht akzeptieren, da muss ich als erstes hin!" Noch jetzt ist ihr die Empörung ins Gesicht geschrieben. „Clowns sind Überzeugungstäter, sie können die Welt, so wie sie ist, nicht akzeptieren." – Andreas starrt und lautiert vor sich hin. Sie lässt sich darauf ein. „Manchmal weiß man selber nicht, warum man so was macht." Es wird ein Zwiegesang daraus. Sie merkt wie er bei ihr ist. Sie macht ein paar Seifenblasen. Für einen kurzen Augenblick blickt er ihnen nach, wie sie durch die Luft schweben, dann versinkt er wieder in sich.

Gerade von den kleinen Dingen erzählen viele Klinikclowns mit besonderer Zärtlichkeit. Es ist, wie wenn ein inneres Lächeln in ihnen aufblühte: „Manchmal nur was vorsingen." „Die Füßchen massieren." „Ein paar Seifenblasen. Oder einfach nur da sein." „Wenn ein Kind schläft: irgendwelche Spuren hinterlassen, als Zeichen, dass die Clowns da waren."

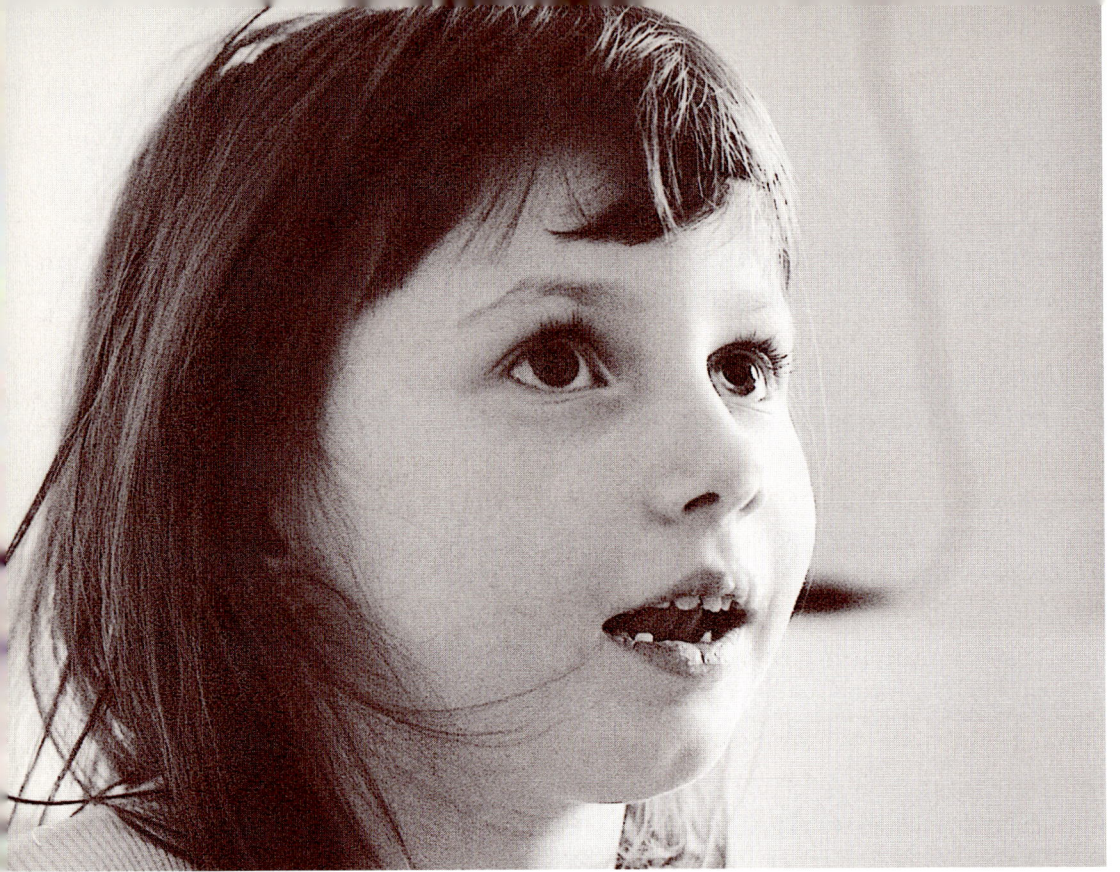

Andreas Hartmann: „Es ist wahnsinnig, was sich ergibt, wenn man offen ist für die jeweilige Situation. Die Energien, die da fließen, sind echt. Gestern zum Beispiel, im Spielzimmer. Die zwanzig Minuten, die ich da drin war, mit den Kindern und den Eltern, da hat kein Kind und kein Elternteil auch nur eine Sekunde lang an die Krankheit gedacht. Wir haben Eis gegessen, das gar nicht da war, wir waren so versunken ... – Manchmal ist es vorher so, dass ich denke: Wie lang machst du das noch? Aber dann diese Kraft. Es ist oft eine ganz große Glückssituation, für alle Beteiligten."

Gabriele Maier: „Das Besondere? Es sind die Begegnungen. Mir fallen gerade zwei kleine Jungen ein, Marvin und Ugor, sie standen immer da, jeden Dienstag, und haben auf uns gewartet, wie so zwei Tierchen, die gefüttert werden müssen ... Die werde ich nie vergessen. Es ist manchmal wie verlieben. Freude pur. Das darf einfach sein."

„Lachen, das ist das Sahnehäubchen", sagt Peter Spiel. „Unser Ziel ist, dass das Kind ‚dabei' ist. Der Moment, wo eine Welt entsteht, die nur wir beide verstehen. Wo wir mit dem Kind zusammen atmen. Wo beide, Clown und Kind, ganz im Moment leben und alles andere vergessen."

Das sind die Augenblicke, die sie sammeln. Der Moment, in dem die Welt nur Begegnung ist. Begegnung im Lachen, Begegnung im Weinen. Für den Clown ist es kein Gegensatz. Denn er trägt beides in sich. Er ist der Spiegel der Welt.

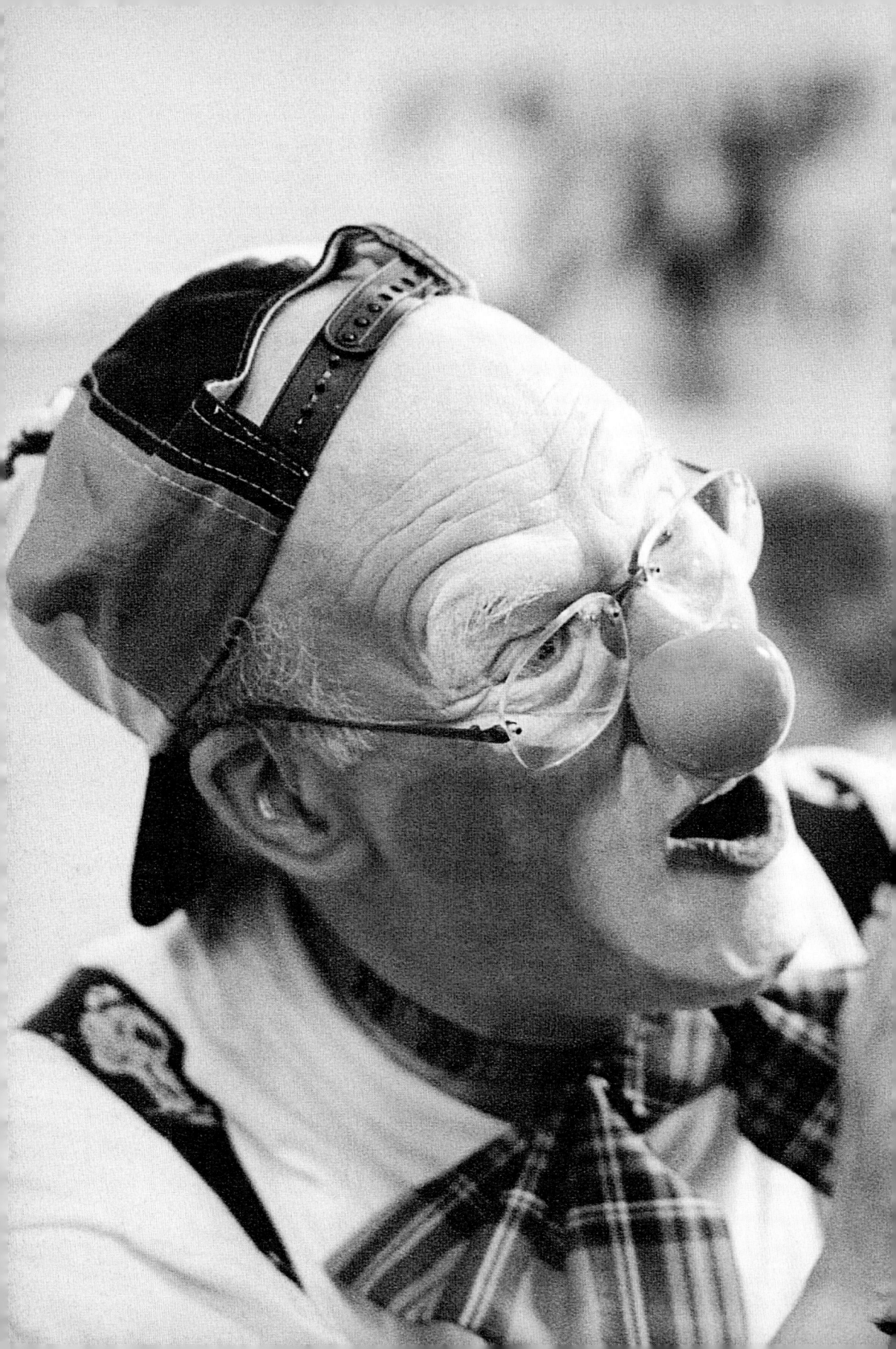

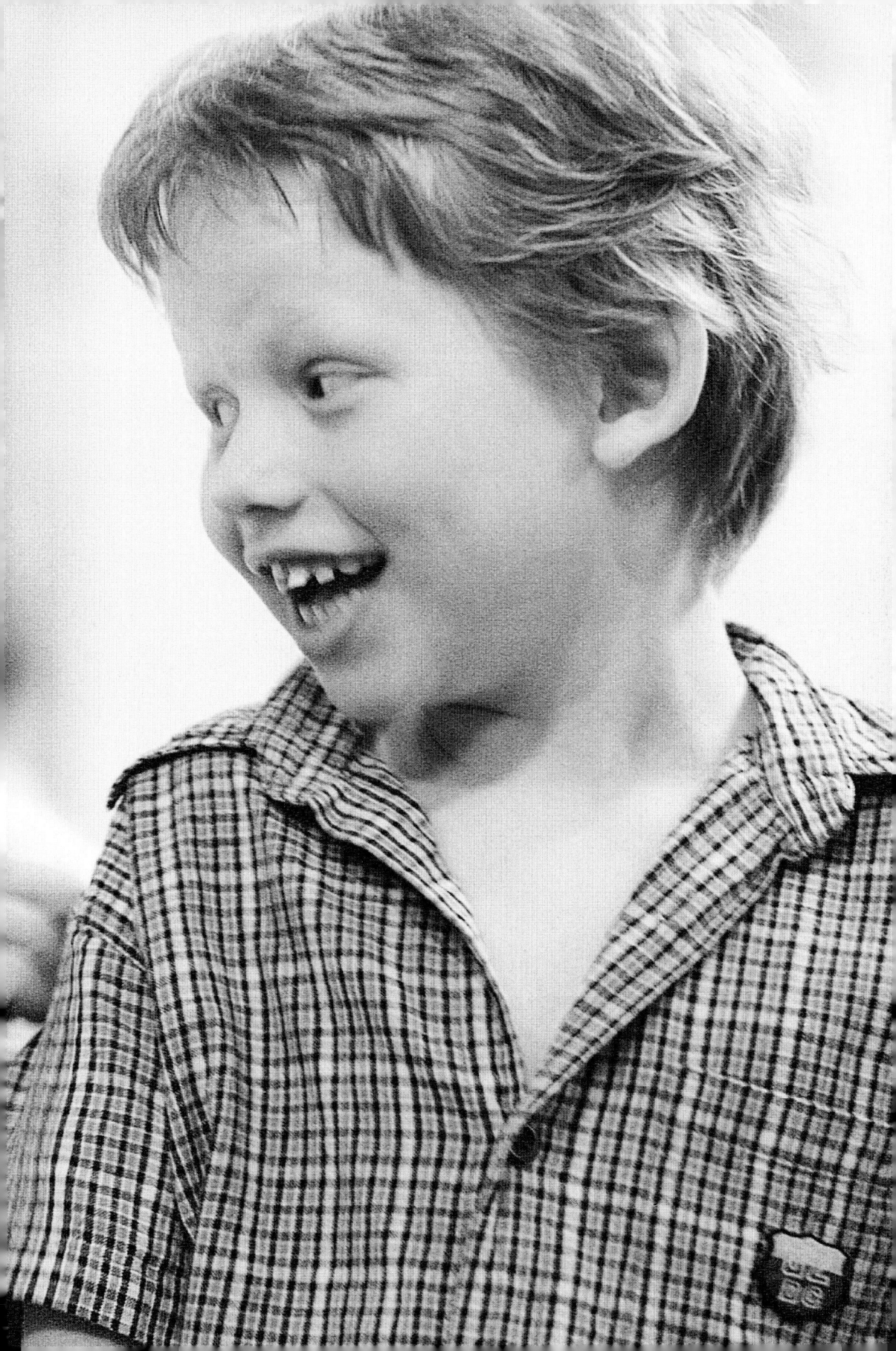

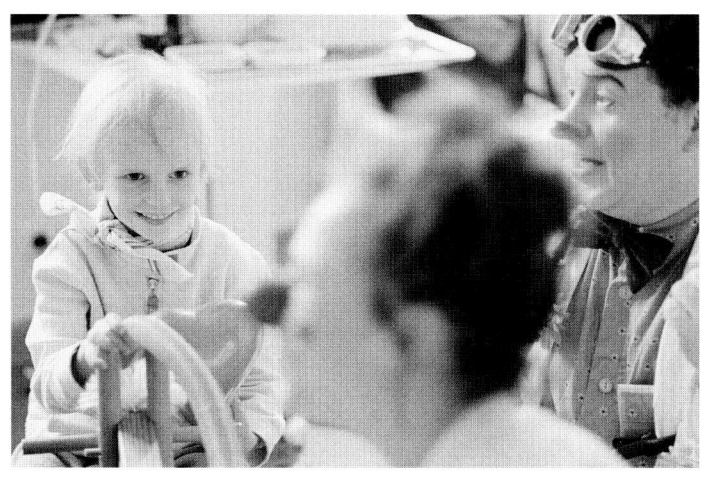

Valerie, no limit

„Mama, schau! A Kätzle!" Valerie zeigt aufgeregt auf das kleine Tierchen, das vorsichtig über die Planken der Veranda angeschlichen kommt. Sofort ist sie bei ihm und hat es in die Arme geschlossen. Ein kleines geschecktes Dingsda, das etwa so mager aussieht wie sie selber. Etwas zerzaust und auch etwas krank. „Wie heißt du denn?" fragt sie ihm ins Öhrchen. Vom Kätzchen kommt nur miau. „Wir nennen's Kasimir, Mama!" sprüht es aus Valerie heraus, und nun wird das Kätzchen auf Kasimir getauft, das Kätzchen, das eigentlich Findus heißt und bei den Nachbarn ausgebüxt ist, wie sich nachher herausstellen wird. Kasimir interessiert sich nicht lange für Streicheleinheiten, er ist wegen etwas Essbarem gekommen. Valerie holt Milch und stellt ihm ein Schälchen hin. Dann erinnert auch sie sich an ihren Appetit und setzt sich wieder zu uns an den Tisch. Mit ernstem und konzentriertem Gesichtsausdruck wendet sie sich ihrem Erdbeerkuchen zu.

Das Kuchenstück wirkt überdimensioniert vor diesem Kopf, der etwas von einem Vögelchen hat: schmale Lippen, kleine Zähnchen, von denen eines vorwitzig aus der Reihe tanzt, spitze Backenknochen. Es ist, als ob die Haut zu klein wäre für diesen Kopf. Die Augen sind wasserklar und immer weit geöffnet, aber vielleicht ist das auch nur ein Eindruck, der von den fehlenden Wimpern und Augenbrauen kommt. Auf dem Kopf trägt sie eine Art Piratentuch, mit der Aufschrift „No limit". An der Schläfe zeichnen sich blaue Adern ab, man ahnt, dass auch die Haut unter dem Kopftuch so blass und geädert ist.

Sie ist noch ein bisschen zarter geworden in den beiden Jahren, seit wir sie zum ersten Mal getroffen haben, damals auf der Kinderkrebsstation im Schwabinger Kran-

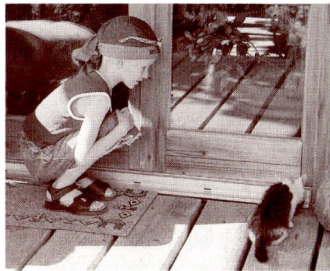

Valerie und Findus

Valerie, no limit

kenhaus, als wir im Schlepptau der Clowns Dr. Piccolo und Dr. Zausl mit Notizblock und Fotoapparat in ihr Zimmer kamen. Ein ganz filigranes Wesen stand da vor uns, federleicht, zerbrechlich. Hinterher nannten wir sie immer die Durchsichtige, nicht nur wegen ihrer blassen Haut, sondern auch weil sie so ein inneres Strahlen an sich hatte. Ein paar von ihren hellblonden Haaren hatte die Chemotherapie ihr noch gelassen. Selbst ihr Lachen war zart. Eher ein Lächeln als ein Lachen.

Sie war gleich ganz in das Spiel mit den Clowns versunken. Dr. Zausl macht ihr einen Hund aus einer Luftballon-Wurst, der aber gleich wieder von Dr. Piccolo weggezaubert wird und erst einmal im ganzen Zimmer gesucht werden muss. Als die Clowns gehen wollen, finden sie die Türe nicht mehr und landen im Kleiderschrank. Valerie hüpft vor Freude. Fürsorglich hilft sie ihnen, bis sie den richtigen Ausgang gefunden haben.

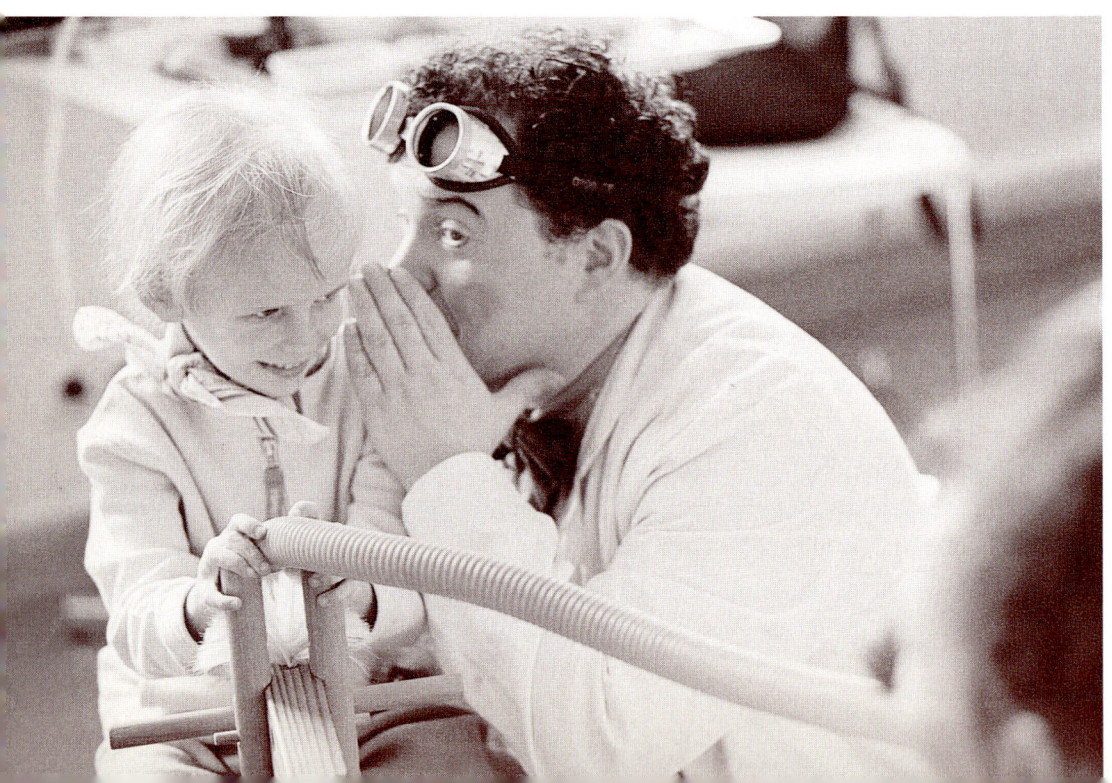

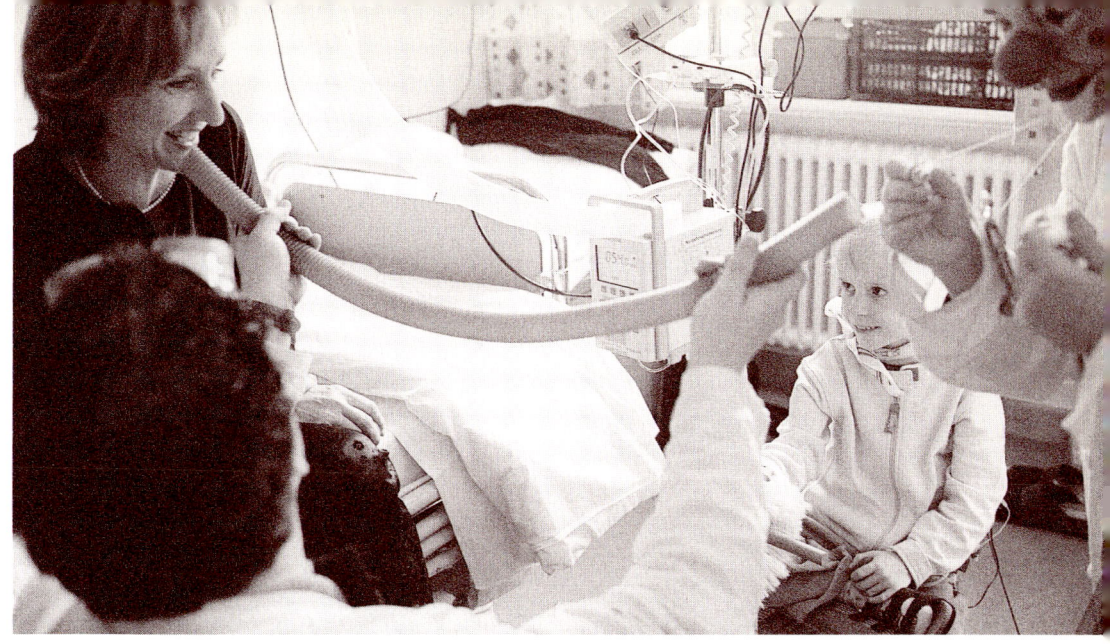

Jetzt wirkt sie vor ihrem Erdbeerkuchen noch etwas durchsichtiger und noch zarter. An den Fingerchen, die die Kuchengabel umklammern, sieht man jeden Knöchel. Sie wirkt jünger als ihre sieben Jahre und doch hat sie kein Kindergesicht. Schmale Wangen, gegen die die Ohren riesengroß erscheinen, fast wie bei einem alten Menschen. Um den Mund sieht man ein paar Falten, am Hals hat sie einen Narbenstrang, am Arm schält sich die Haut. Man sieht diesem Körper den Kampf an, der vor 935 Tagen begonnen hat.

Damals, am Tag vor Nikolaus, beschließt Valeries Mutter, mit ihrer Tochter zum Arzt zu gehen. Irgend etwas stimmt da nicht, sagt ihr das Gefühl, obwohl nichts Greifbares vorliegt: Valerie ist öfter mal müde, hat ab und zu ein bisschen Bauchschmerzen, ist quengelig und anhänglicher als sonst. Ein bisschen blass ist sie auch, aber ist sie das nicht schon immer gewesen? Valerie ist ihr drittes Kind, da rennt man nicht wegen jedem Wehwehchen zum Doktor. Zumal wenn man Kinderkrankenschwester ist.
Der Arzt schickt sie nach der ersten Untersuchung gleich weiter in die Klinik, zum Ultraschall. Es ist ein Tumor im

Valerie, no limit

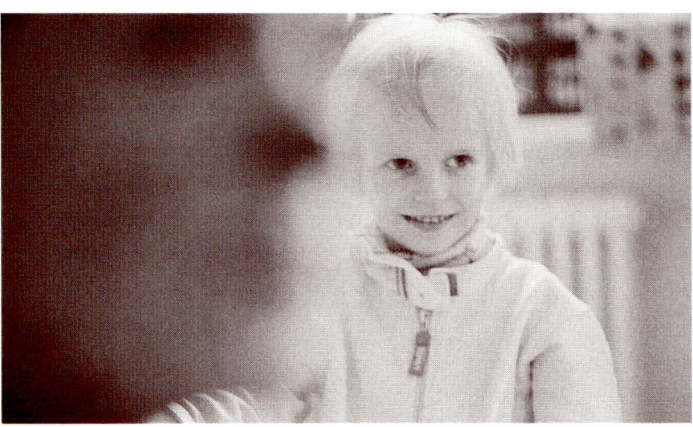

Die Durchsichtige

Bauch, so groß wie ein Fußball. Die Mutter ist schon hundertmal dabeigewesen, wenn Eltern schlechte Nachrichten überbracht wurden. Jetzt ist sie wie gelähmt. Weiß nicht einmal mehr, wie Telefonieren geht, als sie ihren Mann benachrichtigen will.

Über Nikolaus dürfen sie noch einmal nach Hause, auf diesen einen Tag kommt es auch nicht mehr an. Dann geht es los: Blutabnehmen, Röntgen, Computertomographie, Szintigraphie. Am Ende hat der Tumor einen Namen: Neuroblastom, Stadium 3.

Die Fakten sind schnell aufgezählt. Das Neuroblastom ist eine der eher selteneren Krebserkrankungen des Kindesalters. In Deutschland erkranken daran pro Jahr 150 Kinder. Der Tumor geht von entarteten Nervenzellen entlang des Rückenmarks oder in der Nebenniere aus, er wächst lange im Verborgenen, kann riesengroß werden, bevor er entdeckt wird. Im Stadium 3 hat er bereits die gegenüberliegende Hälfte der Bauchhöhle erreicht. Die Heilungschancen liegen in diesem Fall bei zehn Prozent, bei „adäquater Therapie", wie die Mediziner sagen. In Valeries Fall heißt das: Operation und Chemotherapie.

Die Eltern wissen, was auf ihr Kind zukommt. Valerie wird über eine Blutader einen Schlauch bis zum Herz vorgeschoben bekommen, als Zuleitung für die Chemotherapie. Der Tumor soll erst einmal so weit verkleinert werden, dass man ihn operieren kann. Das Gift macht keinen Unterschied zwischen guten und bösen Zellen. Es wird die Nieren und die Leber angreifen. Alles was wächst, wird vernichtet – zuallererst die Blutzellen. Valerie wird damit anfällig für Blutungen und Infektionen. Sie wird vor anderen Kindern und jeder Menschenansammlung geschützt werden müssen, der kleinste Infekt kann sie umhauen. Die Schleimhäute werden sich auflösen, sie wird unter Durchfall, Übelkeit und Schluckbeschwerden leiden. Die Haare werden ausgehen. Monate, vielleicht Jahre wird sie im Krankenhaus verbringen müssen.

Die Mutter redet offen über alle Details, sie ist mittlerweile Expertin wider Willen. Hat sie jemals überlegt, ihrem Kind das alles zu ersparen? Es einfach spielen zu lassen, bis es nicht mehr kann? – „Nein. Es ist keine Frage gewesen, ob man etwas macht. In dem Moment hat man keine Alternative. Ich wusste natürlich die Prognose, die Ärzte haben da kein Blatt vor den Mund genommen. Aber die Hoffnung ist so groß am Anfang. Solange Hoffnung ist, kann man nicht aufgeben."

Bevor es losgeht mit der Chemotherapie, geht sie mit Valerie zum Krankenhaus-Friseur. Der Schock soll nicht so groß sein, wenn die Haare ausfallen, sie war immer so stolz auf ihre lange blonde Mähne. Jetzt bringt sie den abgeschnittenen Zopf mit in ihr Krankenzimmer. Sie findet die neue Kurzhaar-Frisur ganz lustig. Der Kopf ist jetzt so schön leicht.

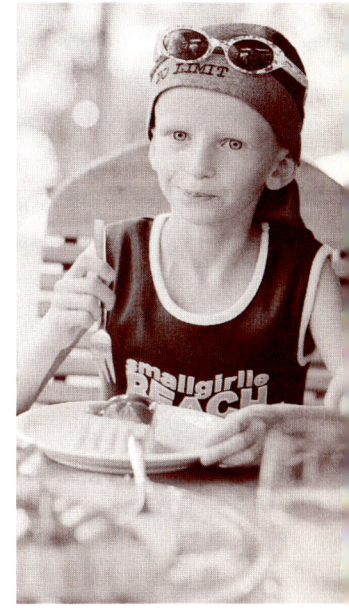

Valerie, no limit

„Valerie musste sehr tapfer sein, und sie war es auch. Gell, Valerie?" Sie zwinkert ihrer Tochter zu, die gerade versucht, die größte Erdbeere des ganzen Kuchens in den Mund zu bugsieren. Wer Mutter und Tochter so nebeneinander sieht, glaubt kaum, dass die beiden vom selben Stamm sind. Vielleicht ist es auch nur der Kontrast zu dem zierlichen Kind, der die Mutter so kraftvoll wirken lässt. Ein grundsympathischer Rosi-Mittermaier-Typ, braune Haare, sportlich kurz geschnitten. Farbe im Gesicht, man sieht ihr an, dass sie viel draußen ist. Eine raue Stimme, aber voller Herzensweichheit.

Valerie ist eine geduldige Patientin. Die Untersuchungen in der Computertomographie-Röhre absolviert sie ohne Narkose, bei der Szintigraphie sitzt sie vierzig Minuten mucksmäuschenstill. Wenn sie beschlossen hat, etwas auf sich zu nehmen, zieht sie das durch, geradezu stoisch. Als ihr die Haare ausgehen, nimmt sie das klaglos hin. Sie sucht sich mit ihrer Mutter eine Perücke aus, aber keine will zu ihr passen. Am Ende nimmt sie eine ganz schräge, mit afrikanischen Zöpfchen. Auf der Station albern sie damit mit den anderen Kindern herum.

Aber Valerie ist auch eigenwillig, von Anfang an. Sie will sich nicht der Krankenhaus-Routine unterwerfen. Blutabnehmen während des Essens lehnt sie kategorisch ab. „Ich will meine Ruhe haben, sonst hab ich keinen Appetit mehr", sagt sie. Sie wollte ihre Würde bewahren, sagt die Mutter.

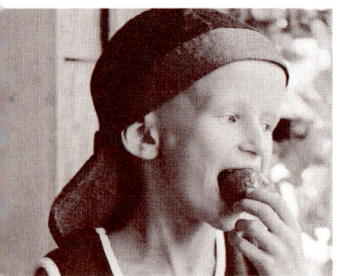

Die Chemotherapie ist schwieriger als erwartet, das Blutbild verschlechtert sich schon im ersten Zyklus so, dass sie Transfusionen braucht. Manche Medikamente verträgt sie nicht. Immer wieder müssen Komplikationen behandelt werden. Einmal liegt Valerie in einer Blutlache, das Blut spritzt aus ihrem Auge. Die Mutter kann nur beten,

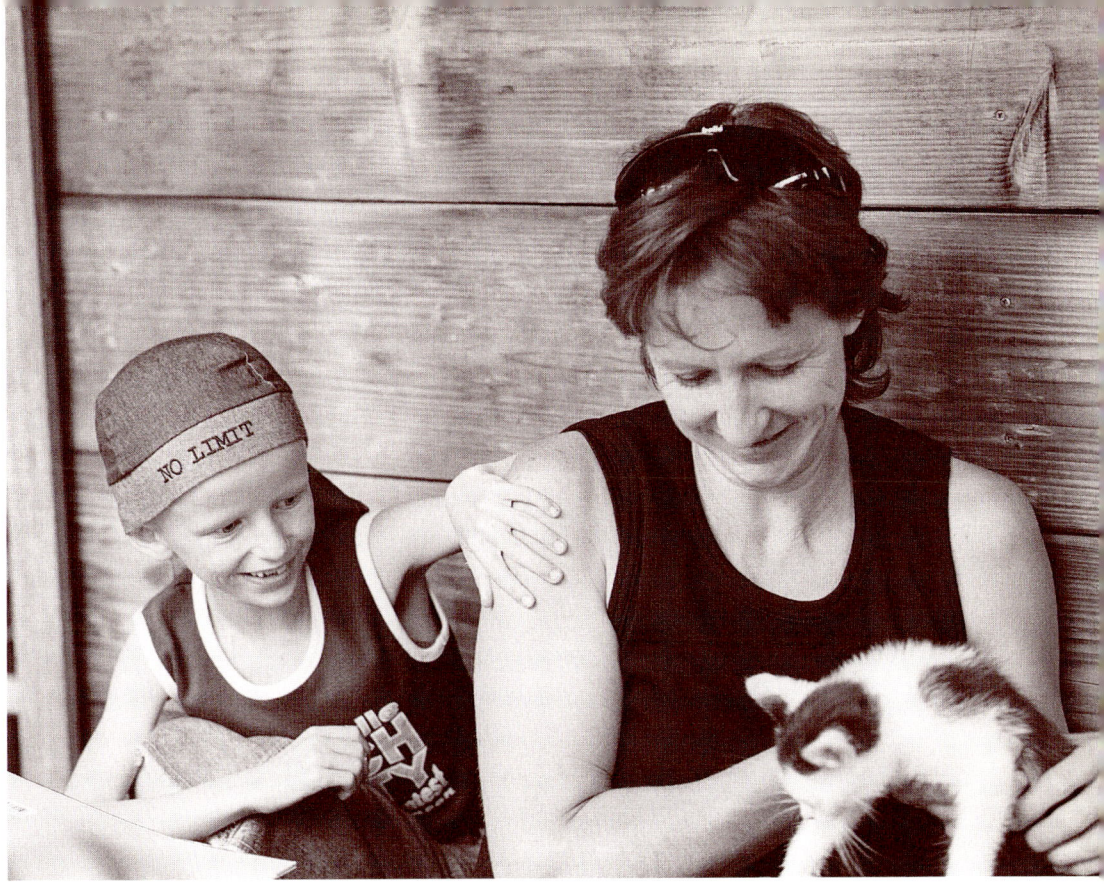

Valerie und ihre Mama

dass das Blutplättchenkonzentrat rechtzeitig da ist, ihrer Tochter die Hand halten und versuchen, Ruhe zu bewahren.

Valerie und ihre große Schwester Magdalena haben angefangen, Federball zu spielen. Es ist kein elegantes Spiel, aber ein lustiges. Man fragt sich, wie Valeries Handgelenke den Schläger überhaupt halten können, aber sie drischt auf den Ball ein, als müsste sie überschüssige Kraft loswerden. Zwischendurch veranstaltet sie einen Freudentanz. – Auch wenn sie wirklich nicht danach aussieht – dieser Floh hat ziemlich Power.

Die Mutter erzählt von den vielen Monaten in der Klinik, dem ewigen Auf und Ab, dem Schweben zwischen Hoffnung und Verzweiflung.

Valerie, no limit

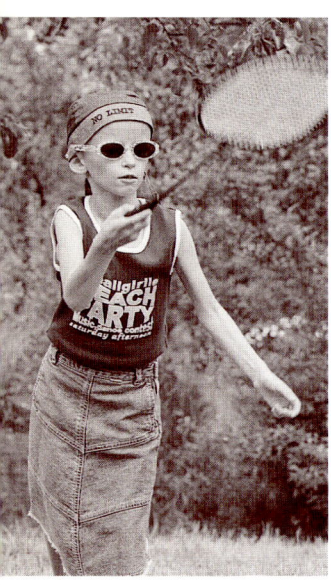

Wie kann man das aushalten?

„Man darf sich nicht verschließen, man muss drüber reden, um nicht zu verbittern. Ohne Freunde kann man das nicht durchstehen."

„Und Humor ist für mich unschätzbar wichtig. Ich bin einfach kein so Trübsalmensch. Ich habe immer versucht, den Humor nicht zu verlieren. Auch wenn immer wieder so was Schreckliches kam wie diese Blutung ... Aber hinterher muss man dann auch wieder lachen können. Die Klinik strahlt immer diese Pietät aus, jeder meint, er müsste ständig ernst herumlaufen, bei so viel Leiden drumrum. Aber auch in der Klinik muss doch das Leben weitergehen, und da gehört auch dazu, dass man mal ausgelassen sein kann. Zum Glück gibt's die Clowns, Valerie war immer schon die ganze Woche in Vorfreude auf den Clowns-Tag. Und auch wenn die Clowns wieder weg waren, hat sie an sie gedacht, und noch über Sachen gelacht."

„Wir haben auf unsere Art versucht, Leben in die Klinik reinzubringen. Haben Tische und Stühle raus auf den Balkon gestellt, in die frische Luft. Einmal, als Valerie nach einer längeren Pause überhaupt nicht mehr ins Krankenhaus wollte, haben wir einfach gespielt, wir würden da Urlaub machen und das Krankenhaus ist ein Luxus-Hotel. Dann haben wir die Geburtstage von allen Puppen und Kuscheltieren gefeiert."

Die Mutter ist vier Tage die Woche bei ihrer Tochter in der Klinik, den Rest, von Freitag bis Sonntag, übernimmt der Vater. Valerie malt viel, lässt sich vorlesen, hört ihre Kassetten. Sie erbricht und schreit, aber wenn es vorbei ist, kann sie gleich wieder ausgelassen sein. Sie macht gerne Quatsch und kann rotzfrech sein, und manchmal ziemlich starrsinnig. Eine ganz normale Fünfjährige.

Sie beginnt sich abzufinden mit „ihrem Tumor", wie sie ihn nennt. Er gehört dazu, genauso wie auch die Spritzen und Verbände, die Schläuche, die aus ihr rauskommen, der „Port", der unter die Haut eingepflanzt ist als Reservoir für Blutabnahmen und Infusionen und den sie hütet wie ihren Augapfel. Sie ist wie alle Kinder: normal ist, was ist.
Als sie zwischen zwei Chemotherapie-Blöcken zu Hause ist, verstehen die anderen Kinder sie nicht mehr. Sie redet von dem, was jetzt ihre Welt ist: Leukozyten und Durchfall, dem Tumor, der Chemo, dem Port.

„Auch für die Eltern ist das so", sagt die Mutter. „Die Klinik wird zur eigentlichen Welt. Denn die Gedanken kreisen doch immer um die Krankheit. Und die anderen verstehen einen nicht mehr. In der Klinik hat man Leidensgenossen, es ist wie eine große Familie, man ist durch das gleiche Erleben und Schicksal verbunden."
Die Welt zu Hause verblasst. Man ist so voll von den Erlebnissen und Gefühlen aus der Klinik, dass man die Alltagssorgen der anderen nicht mehr teilen kann.
„Wenn man nach Hause kommt, hat man noch das Schreien der Kinder im Ohr. Oder sieht noch die Eltern wie ein Häufchen Elend auf der Bank sitzen. Oder noch Schlimmeres –" Sie stockt. „Ich weiß nicht, ob ich das erzählen soll ..." Dann sagt sie mit leiser Stimme: „Wenn Sie in der Klinik miterlebt haben, wie eine schwangere Mutter ihre Zwillinge per Kaiserschnitt holen lässt, nur um ihrem sterbenden Kind noch seinen sehnlichsten Wunsch zu erfüllen: seine Geschwister einmal zu sehen. – Wenn man so was erlebt hat, kann man sich zu Hause nicht mehr über Banalitäten aufregen."

Valerie, no limit

Die Operation verläuft gut. Aber bei der Gewebeuntersuchung stellt sich heraus, der Krebs ist noch bösartiger als erwartet. Die Chemotherapie wird umgestellt, wird noch aggressiver. Zu den üblichen Nebenwirkungen kommt eine schwere Bauchspeicheldrüsenentzündung. Valeries Leben hängt, wieder einmal, am seidenen Faden. Wochenlang muss sie über eine Sonde ernährt werden.
Beide Eltern sind am Rand ihrer Kräfte. Ein Familienleben gibt es nicht mehr, keinen gemeinsamen Alltag, keine gemeinsame Nacht. Sie geben sich nur noch die Klinke in die Hand. Das Leben ist um die Krankheit herum organisiert. Eine Planung des Alltagslebens ist kaum möglich, immer kommt etwas dazwischen, eine Infektion, eine dringende Untersuchung oder ein Notfall, der in die Klinik zwingt.
Auch die Geschwister sind am Ende. Sie haben ein enges Verhältnis zu Valerie und haben Angst um sie. Magdalena kommt in die Pubertät, wird immer verschlossener. Sie will nicht mehr zwischen Oma und Opa, Freunden und Nachbarn hin- und hergeschoben werden, sondern ein Zuhause haben. Der zehnjährige Bruder, Korbinian, kränkelt vor sich hin, die Mama fehlt ihm.
Als sie eines Tages nach Hause kommt, hat der Mann die Koffer gepackt.

Sie schluckt. Es ist ihr anzusehen, wie nahe ihr das alles noch geht. Auch sie hat an die Liebe geglaubt: dass ein Schicksalsschlag ein Paar zusammenschweißt. Dass die Liebe in den Stürmen des Lebens wächst; dass sie stärker ist als alle Anfeindungen ... Mittlerweile weiß sie, dass ihre Geschichte in jeder Statistik nachzulesen ist: Eltern chronisch kranker Kinder bleiben in aller Regel nicht zusammen. Punkt. Selbst wenn sie ihr Kind noch gemeinsam zu Grabe tragen, trennen sie sich meist kurz danach.

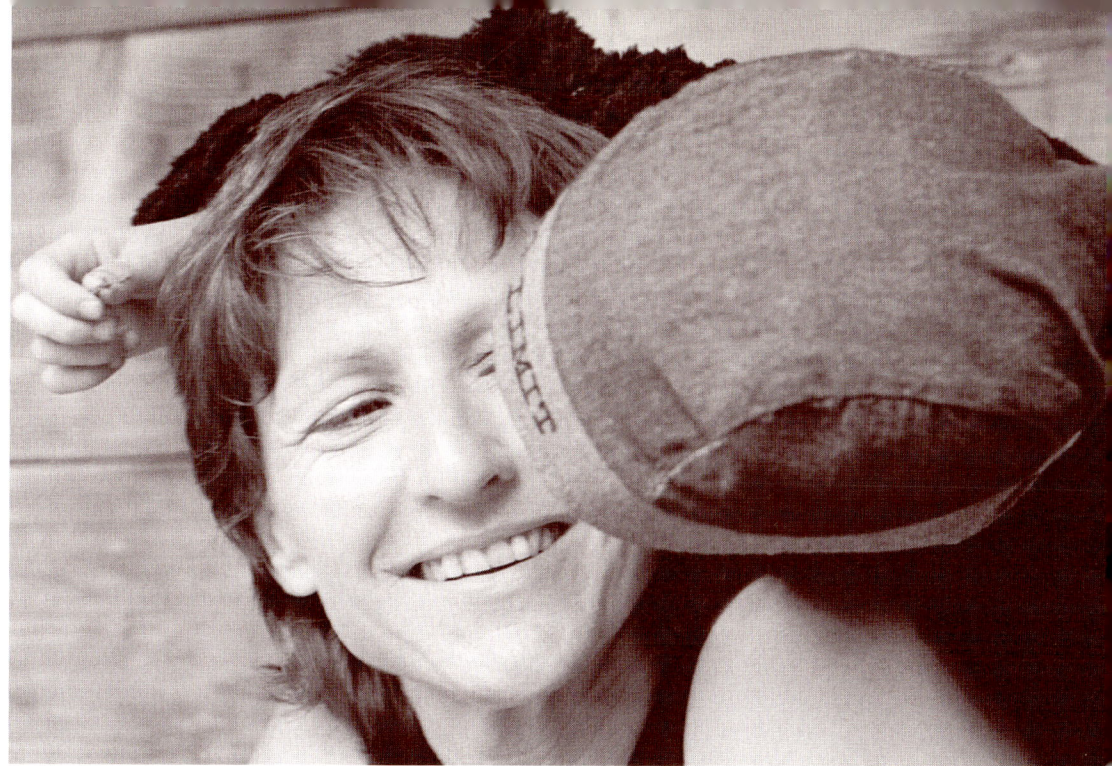

„Ihm war es zu viel geworden. Er hatte solche Existenzängste, vor kurzem erst hatte er sich selbständig gemacht. Jetzt wollte er nur noch arbeiten." Schon immer ist seine Arbeit wichtig für ihn gewesen, jetzt wird sie zum Fluchtpunkt – „keine Zeit" zum Lebensmotto. Keine Zeit für die Familie, keine Zeit für Freunde, keine Zeit für freie Zeit und erst recht keine Zeit für die Krankheit.
„Er war einfach nicht mehr da für uns. Natürlich – er hat sich sicher von mir vernachlässigt gefühlt. Aber mir ist es genauso gegangen. Alles ist dann wie ein Kartenhaus zusammengebrochen."

Vor der Veranda sind Gewitterwolken aufgezogen. Der kühle Wind tut wohl nach dem schwülen Tag.
Wie kann man so etwas verkraften? – „Ich stand da und konnte bloß noch zittern, es wollte nicht aufhören. Ich dachte, jetzt ist es aus, du brichst zusammen. Valerie muss es gespürt haben. ‚Und wer kümmert sich dann um mich, wenn du auch ins Krankenhaus musst?', hat sie ge-

fragt. Es war wie ein Schlag ins Gesicht. Ich bin sofort ruhig geworden, wusste, dass es jetzt heißt, sich zusammenreißen. – Merkwürdigerweise ging es. Es war dann sogar fast eine Entlastung, mich nicht auch noch um den Mann kümmern zu müssen."
Der Vater wohnt jetzt am anderen Ende des Dorfes, ab und zu sind die Kinder bei ihm.

Nach sechs Zyklen Chemotherapie darf Valerie nach Hause. Der Tumor ist nicht mehr nachweisbar, die Medikamente werden abgesetzt. Sie erholt sich rasch und genießt den Sommer. Nach den Ferien geht sie wieder in den Kindergarten, sie gehört jetzt schon zu den Großen und freut sich unbändig darauf, bald in die Schule zu gehen, wie ihre großen Geschwister.

„Es war keine Euphorie in dieser Zeit, aber vorsichtiger Optimismus. Wir hatten die Hoffnung, zu den wenigen zu gehören, die es geschafft haben, obwohl man weiß: Freu dich nicht zu früh. Man sieht es ja in der Klinik, es sind ja nur wenige, die es schaffen. Man kommt in die Klinik und hört, wieder ist eines der Kinder gestorben. Ohne die Hoffnung kann man nicht durchhalten."

Als der Herbst zu Ende ist, scheinen auch Valerie die Lebensgeister zu verlassen. Sie ist wieder öfter müde, sieht bleich und mitgenommen aus. In der Klinik stellen die Ärzte fest, dass der Tumor wieder gewachsen ist.
„Ausgerechnet an dem Tag wollten wir endlich einmal auf den Olympiaturm, nach der Untersuchung. ‚Mama, wir waren schon so oft in München, aber immer nur in der Klinik, und ich war noch nie auf dem Olympiaturm', hat Valerie sich schon oft beklagt. – Ich sagte ihr unter Tränen, dass es nicht geht, weil ich so traurig bin. Weil

der Tumor wieder gewachsen ist. – ‚Aber Mama, es ändert sich dadurch doch nichts, warum sollen wir deshalb nicht auf den Olympiaturm?'. Eigentlich hatte sie recht – gerade jetzt mussten wir doch auf den Olympiaturm. Wir sind dann wirklich gegangen ..."

Alles fängt wieder von vorne an: die Chemotherapie, die Untersuchungen, die Komplikationen, das Hoffen und Bangen. Zwischen den einzelnen Blöcken darf sie nach Hause, aber ihr angeschlagenes Immunsystem lässt kein normales Kinderleben zu. Überall lauern Infektionsgefahren: Sie darf nicht in den Kindergarten, nicht auf den Spielplatz, nirgends hin, wo viele Leute sind.

Der Sommer ist heiß, alle Kinder sind beim Baden, nur Valerie muss zu Hause bleiben. Für ein Kind unter Chemotherapie ist Wasser, in dem andere Kinder gebadet haben, eine gefährliche Brühe. Aber sie will unbedingt, sie bittet und bettelt drei Tage lang, „Mama, lass mich

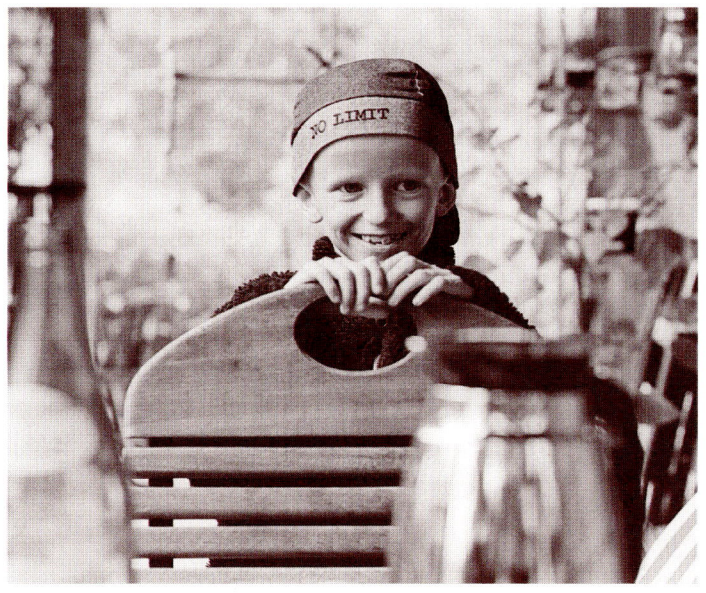

Valerie, no limit

schwimmen gehen ..." – „Aber du hast doch so schlechte Leukos." – „Ich möchte aber so so gerne ..." – „Vielleicht musst du dann wieder ins Krankenhaus." – „Das macht nichts, ich will es so unbedingt. Bitte, Mama!"
Die Mutter kann es ihr nicht abschlagen. Sie gehen schwimmen, nicht zum See, aber immerhin ins Hallenbad, wo jetzt kein Mensch ist und vielleicht auch weniger Bakterien. Valerie ist glücklich, sie strahlt so, dass der Bademeister ankommt und wissen will, warum sie sich so freut. Auf der Heimfahrt nimmt sie die Hand der Mutter: „Danke, Mama, das war soo schön. Ich bin das glücklichste Kind der ganzen Welt." Am nächsten Tag bekommt sie Fieber. Sie hat sie, die Infektion, und muss in die Klinik. Ohne Jammern bezahlt sie den Preis.

„Man kriegt immer nur gesagt, was alles nicht geht. Aber man darf sich das Leben auch nicht nur von der Krankheit diktieren lassen. Ich kann das Kind doch nicht in einen Glaskasten setzen."

Die beiden Schwestern kommen aus dem Garten angelaufen, auf der Flucht vor den ersten Regentropfen. Unter dem Dach der Veranda bleiben sie stehen und stecken tuschelnd die Köpfe zusammen. Irgendetwas wird da ausgeheckt. Valerie kommt mit der Milchtüte an, die sie für das Kätzchen rausgeholt hat. Man kann förmlich den Schalk in ihrem Nacken sehen. „Ich will sie nur in den Kühlschrank stellen." Aber als sie bei der Mutter vorbeikommt, hält sie es nicht mehr aus und kichert drauflos: „Da ist nämlich das dreckige Wasser aus der Regentonne drin ... Wir dachten, du merkst es vielleicht nicht morgen früh und kippst dir's in den Kaffee ...". Sie kriegt sich kaum mehr ein.

„Sie will ganz normal leben, die Sachen machen, die sie kann." Es ist bei ihrem Kind auch nicht anders als bei all denen, die sie als Krankenschwester betreut hat. Für Kinder gibt es kein „Später". Sie leben im Hier und Jetzt. Sie denken nun einmal nicht in Kategorien von Leben oder Tod. Sie freuen sich auf konkrete Dinge und sie leiden unter konkreten Dingen. Der Schmerz der Kinder ist nicht, dass sie sterben, sondern dass sie Schmerzen haben oder etwas nicht mehr können. Oder dass die Eltern traurig sind. Und ein Eis ist auch für ein krankes Kind das Glück auf Erden. Und das Kätzchen, das jetzt wieder angeschlichen kommt, sowieso. Man muss es einfach in den Arm nehmen und streicheln ...

Kinder nehmen die Welt wie sie ist. Und wenn sie Grenzen hat – sie richten sich darin ein. Auch in der Krankheit. Sie nehmen alles, wie es kommt, das Schöne, das Schlechte, das Aua. Sie sind die großen Bejaher. Das bisschen Bewegungsfreiheit, das ihnen bleibt, wird fröhlich ausgenutzt bis zum letzten Zentimeter, man sieht es im Krankenhaus: Da wird Salto mit dem Gipsarm geübt, Purzelbäume an der Leine von Schläuchen und Kabeln geschlagen, auf den Infusionsständern gesurft. Auch kranke Kinder wollen nichts anderes als spielen und wachsen.

Valerie will unbedingt in die Schule, auf jeden Fall. Aber noch am Tag vor der Einschulung hängt sie in der Klinik elend an ihrem Tropf, ihr Blutbild ist so schlecht, dass die Ärzte sie eigentlich gar nicht rauslassen können. Trotzdem ist es für sie keine Frage: „Ich will da hin, zur Einschulung. Wir stöpseln die Infusion einfach ab, Mama bringt von zu Hause die Schultüte hin, und danach komme ich auch gleich wieder zurück ins Krankenhaus ..." Ihr unbedingter Wille rührt ihren Stationsarzt so, dass er

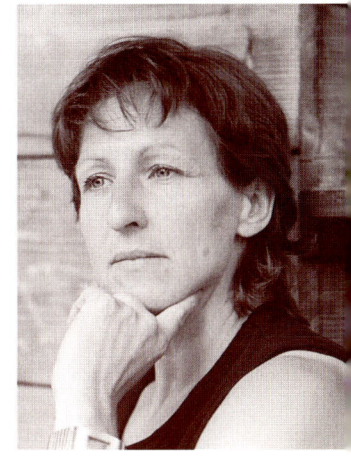

Valerie, no limit

ihr verspricht, dass sie gehen darf, auf jeden Fall, – „und wenn ich selber mitkommen muss, um auf dich aufzupassen ..."
Glücklich und stolz geht sie am nächsten Tag zur Einschulung. Prompt sind auch ihre Werte besser geworden.

Valerie müht sich an der Verandatüre ab, die ein bisschen klemmt, drückt und schubst mit ihrem bisschen Kraft, bis das Ding endlich aufgeht. Kurz darauf dringt Musik zu uns hinaus, „Heidi", voll aufgedreht.

Die Werte bleiben gut. Valerie geht mit den anderen Kindern in die Schule, nur gelegentlich muss sie für ein paar Tage in die Klinik.
Im Oktober ist die Chemotherapie abgeschlossen. Der Tumor ist kleiner geworden, aber nicht weg.
Hat die Mutter noch an Heilung geglaubt? – Sie sagt lange Zeit gar nichts. „Doch. Irgendwo schon." Sie horcht angestrengt in sich hinein und findet ihn, den Satz von Ben Gurion, der ihr so wichtig ist: „Wer nicht an Wunder glaubt, ist kein Realist." Der Regen plätschert vor sich hin. Es ist kalt geworden. Sie holt sich eine Jacke.

Schon bald fängt der Tumor wieder an zu wachsen. Es wird noch eine Bestrahlung versucht, ohne durchschlagenden Erfolg. Kurz vor Weihnachten erklären die Ärzte der Mutter, dass Valerie austherapiert ist. Sie bekommt eine Anleitung für die Pflege zu Hause, Schmerzmittel, und die Adresse der Gemeindeschwester mit. Sie weiß, dass sie mehr lernen muss, als den Umgang mit den Medikamenten: ihr Kind loszulassen. „Die Ärzte haben keine Medizin mehr für dich", sagt sie ihrer Tochter. „Ach Mama, aber jetzt sei doch nicht traurig, so schnell stirbt man nicht."

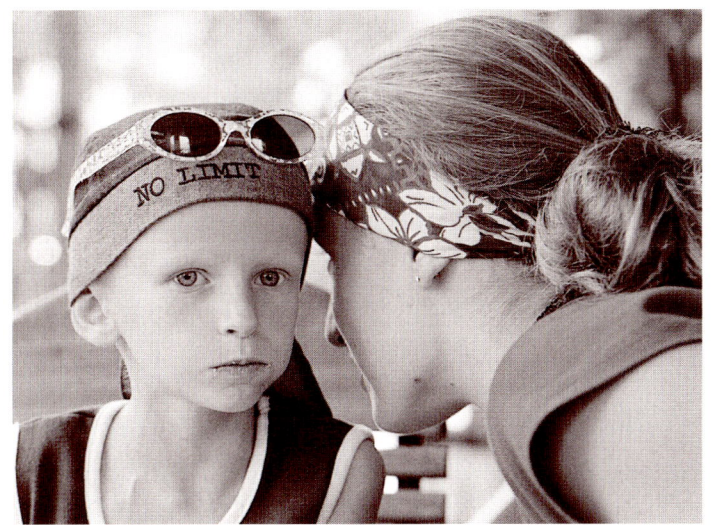

Valerie und Magdalena

Was weiß sie vom Tod?
"Letzten Sommer ist Luca gestorben, eines der Kinder auf Station, mit dem sie viel zusammen war. Die Familie ist einfach nicht mehr aufgetaucht. Valerie sagte, ‚Schreib den Eltern, dass ich an Luca denke'. In der Zeit war es auch, dass sie unbedingt mal auf eine Beerdigung wollte. Um sie rum wurde so viel von Sterben geredet, ich glaube, sie wollte sich ein Bild davon machen, was das eigentlich ist."

„Ich hab sie mal danach gefragt, ob sie weiß, was Sterben ist. Sie sagte: ich weiß es, aber ich will's nicht sagen ..., und hat sich dann wieder ihrem Spiel zugewendet."
Die Mutter schaut in den Regen. Als Kinderkrankenschwester weiß sie, ein Kind hat andere Sorgen als den Tod. Es sind die Erwachsenen, die weinen. Auf einem von Valeries damaligen Bildern ist eine Landschaft mit Himmel und Wolken drauf. „Da sitzt der liebe Gott." Was tut er da? „Er passt auf uns Kinder auf."

Valerie, no limit

Kinder sind gesegnet mit diesem Urvertrauen, gegen das auch der Tod nicht ankommt. Sie vertrauen darauf, dass sie ihre Lieben wiedersehen. Dass sie bei ihnen sind, wo immer sie auch hingehen.

Weihnachten steht vor der Tür, Valerie geht es immer schlechter. Aber sie ist glücklich, zu Hause zu sein. Die ältere Tochter sagt: „Mama, lass uns versuchen, nicht zu weinen. Wenn es schon das letzte gemeinsame Weihnachten ist, dann muss es das schönste Fest sein, das wir je hatten. Weinen können wir später noch genug."
Es wird ein stilles, gemütliches Fest, ganz ohne die sonst übliche Hektik. Valerie ist hellwach, bis weit in den Abend. Sie malt ihrer Mutter ein Bild mit einer Sonne drauf: „Schau, die wird immer bei dir bleiben. Und egal, was passiert, du sollst immer so strahlen wie die Sonne!"
An Sylvester wünscht sich Valerie, dass sie gesund wird. „Glaubst du, dass du gesund wirst?" fragt die Mutter sie. – „Ich hab schon mit dem lieben Gott geredet. Er sagt, alle Kinder haben es verdient, aber er kann nicht jedem helfen. Aber er bemüht sich."

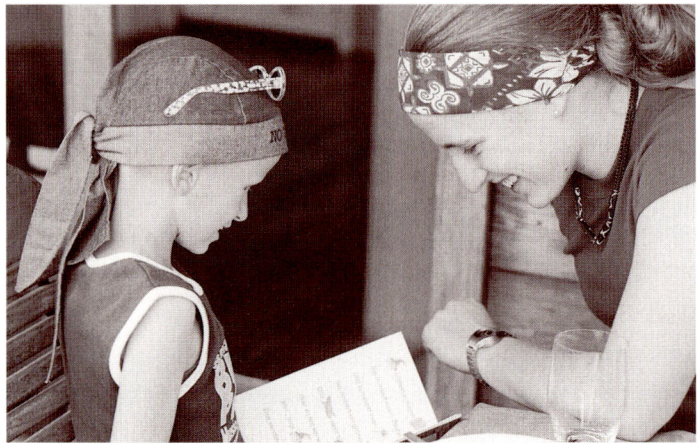

Auf Bitten der Mutter versuchen es die Ärzte noch einmal mit einem anderen Medikament. Valerie spricht überraschend gut an und erholt sich zusehends. Sie hat zwar noch Probleme mit dem Wasserlassen und dem Stuhlgang, eine Niere und ein Stück vom Darm sind entfernt worden. Nachts ist ihr oft übel. Aber sie kann ein einigermaßen normales Leben führen. Die Mutter geht mit ihr Skifahren, ein paar Mal geht Valerie sogar allein auf die Piste und brettert auf ihren Carving-Skiern den Hang herunter. Für den nächsten Winter hat sie der kleinen Nachbarstochter versprochen, ihr Unterricht zu geben.

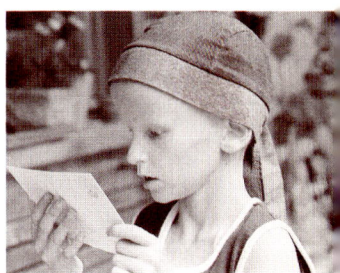

Fast jeden Tag geht sie zwei oder drei Stunden zur Schule, manchmal kommt die Lehrerin nachmittags für eine Stunde zu ihr nach Hause. Das B und das D verwechselt sie noch.

Bei einer Gesundheitswoche in der Schule gibt sie ihren Mitschülern bereitwillig Auskunft über ihre Krankheit. „Es ist ein Tumor." – „Aber da kann man doch dran sterben?", fragt einer. – „Ja, das stimmt." – „Und das hast du?" – „Ja, das hab ich."

Alle in der Schule wollen gerne sehen, wie es unter dem Kopftuch aussieht, das sie immer trägt. Ihrem Freund Martin zeigt sie eines Tages das Geheimnis, um endlich ihre Ruhe zu haben.

Gibt es überhaupt noch unbeschwerte Momente? Heult man nicht im Stillen immer vor sich hin? „Die Hauptsache ist, dass das Kind Normalität und Stabilität bekommt. Solange mein Kind lebt, will ich es leben lassen, so gut es kann. Ich will mich von meinem Kind in Fröhlichkeit verabschieden."

– Geht das? Abschied nehmen heißt trauern.

„Wie man das meistert, wenn das Kind gestorben ist, ich weiß es nicht. Es nimmt mir niemand diesen Schmerz ab.

Valerie, no limit

Aber meistens kann ich wirklich fröhlich sein und die Zeit mit ihr genießen. Nur abends, wenn ich sehe, wie wenig sie geworden ist, dann überkommt es einen."

Es ist Abend geworden. Zeit für die letzte Frage. Wie haben Sie sich verändert?
Sie schaut lange in die Dämmerung. – „Eine andere Zufriedenheit. Leben hat einen anderen Stellenwert bekommen, ich lebe jetzt bewusster. Ich weiß jetzt, dass man auch in Notsituationen zufrieden sein kann. Dass man nicht im Elend versinkt.
Man verliert Ängste. Rente, Versicherungen, die Absicherung des Lebens, manche Dinge sind einem nicht mehr so wichtig. Ich weiß jetzt, was Gesundheit bedeutet. Manche Leute merken gar nicht, was für ein Reichtum es ist, gesund zu sein – und dass es nicht selbstverständlich ist, gesunde Kinder zu haben. Ich habe Probleme damit, wenn Eltern immer streng zu ihren Kindern sind, auch wenn keine Strenge verlangt ist. Seid froh, wenn sie ein bisschen wilder sind. Man darf doch nicht alles ins Negative ziehen."
Sie erzählt von ihrem Vater, der immer versucht hat, das Positive zu sehen, und sie damit als Kind so manches Mal zur Weißglut gebracht hat. „Sogar an der Erika, die eine richtig blöde Kuh war, hat er eine gute Seite gefunden!" Sie lacht ihr rauhes, tiefes Lachen. „Dieses Positive ist mir wieder bewusst geworden."

Es ist schon dunkel geworden. Wir verabschieden uns. Valerie winkt uns nach, auf dem Arm der Mutter. Sie hat schon ihren Schlafanzug an. Blau, mit Bären darauf. Um den Kopf immer noch ihr Piratentuch mit dem „no limit" vorne auf der Stirn.

Wir gehen zum Auto, jeder in seine Gedanken versunken. Am Himmel stehen die ersten Sterne. Irgendwo bellt ein Hund. In einem Fenster sieht man eine Familie beim Abendessen.

Und plötzlich weiß ich, was Valeries Mutter meint, wenn sie von einer „anderen Zufriedenheit" spricht. – Sie hat die Grenzen des Lebens gespürt, und gerade deshalb weiß sie um seinen Wert. Das Schrecklichste, was einem Menschen widerfahren kann: bei aller Grausamkeit, es ist auch ein Geschenk.
„Es nimmt mir niemand diesen Schmerz ab, wenn ich dieses Kind verliere." – Aber auch das wird ihr niemand nehmen können: die Zeit, die sie noch mit Valerie hatte. Jeder einzelne Moment wird ihr bleiben, in dem sie sich um dieses Kind gekümmert hat, ihr Anvertrautes.

Ist das nicht das, was wir uns unter Leben vorstellen? Lebt sie nicht so, wie jeder von uns es sich irgendwann einmal hoch und heilig geschworen hat zu leben? Und doch nicht tut, weil dieser Schwur im Mahlstrom des Alltags untergegangen und verschüttet ist. Ein Schwur, der uns aber trotzdem unablässig quält aus der Versenkung heraus, in die wir ihn verbannt haben: dass man sein Leben lebt mit vollem Einsatz. Dass man sich seiner Schönheit ausliefert und seinem Schrecken. – Dass man jeden Tag lebt, als ob es der letzte wäre.

In Gedanken sehe ich wieder dieses durchsichtige Wesen mit dem Piratentuch vor mir: „no limit". Vom Tod gezeichnet, aber sie lebt, als ob es keine Grenzen gäbe.

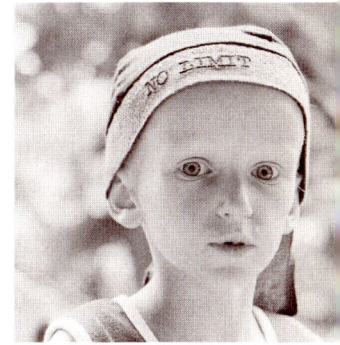

Danke, Valerie.

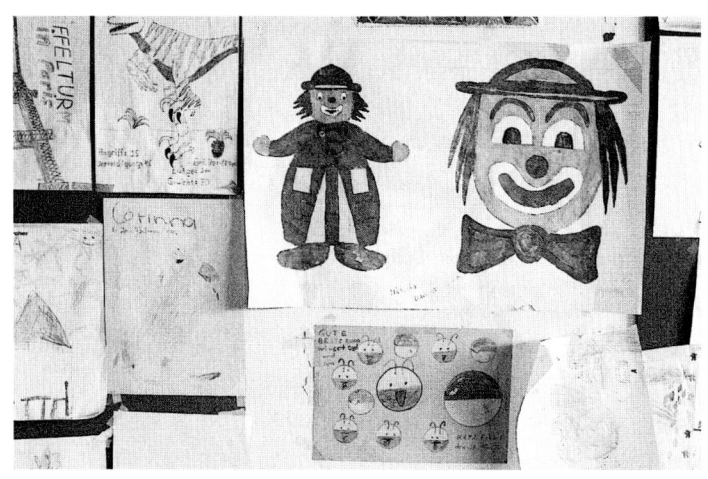

Adressen

Deutschland

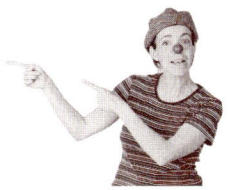

Bad Oeynhausen
Karl-Heinz Felgenhauer
Bergkirchener Straße 451
32549 Bad Oeynhausen
05734 / 14 02

Berlin
CLiK e.V. - Clowns im
Krankenhaus
Fröbelstraße 15, Haus 13
10405 Berlin
030 / 666 35 61 - 6
Fax 030 / 666 35 61 - 0
info@clik-berlin.de
www.clik-berlin.de

Kreativhaus
Fischerinsel 3
10179 Berlin
030 / 238 09 13
Fax 030 / 23 80 91 50
kreativ.haus@berlin.de

Monika Martens
Kröpeliner Straße 17
13059 Berlin
030 / 96 06 16 76
MonikaMartens@web.de

Bielefeld
Dr. Clown
LAG Spiel und Theater NRW
Johanneswerkstraße 41a
33611 Bielefeld
0521 / 800 97 73
kibo@gmx.net
www.doktorclown.de

Bonn
Rhein Kliniken
Rudi Hirsch
Kaiser-Karl-Ring 20
D-53111 Bonn
r.d.hirsch@t-online.de

Bremen
Bremer Klinikclowns e.V.
Rüdesheimer Straße 19
28199 Bremen
0421 / 794 84 16

Chemnitz
Arthur e.V., Praxis Kullernase
0371 / 30 25 30

Darmstadt
Helga Maurer
Küchlerstr. 27
64285 Darmstadt
06151 / 66 21 19
Hehema@t-online.de

Dresden
MediClowns e.V.
Weintraubenstraße 18
01099 Dresden
Tel./Fax 0351 / 311 11 24
(Evelin Ledig-Adam)
webmaster@agentur-medi-clowns.de
www.agentur-mediclowns.de

Düsseldorf
Silvia Steiner
Im Rotfeld 16
40239 Düsseldorf
0211 / 62 53 22

Frankfurt
Ulrike Dempewolff
Oberlindau 98
60322 Frankfurt/M.
069 / 55 25 39
info@clown-und-theater.de

Freiburg
Burkhard Lagemann
Katharina Witerzens
Harriet-Straub-Str. 17
79100 Freiburg
0761 / 623 45
burkhardl@hotmail.com

Hamburg
Klinik-Clowns Hamburg e.V.
Elbchaussee 8
22765 Hamburg
040 / 28 80 28 - 11
Fax 040 / 28 80 28 - 17
office@klinik-clowns-hamburg.de
www.klinik-clowns-hamburg.de

Clown Dr. Bolo
Jorge Bolognino
Geschwister-Scholl-Str. 11
20251 Hamburg
040 / 29 83 42 19
ejbolo@t-online.de

Heilbronn
Sternschnuppe e.V.
Peter Schuch
Am Gesundbrunnen 18-20
74078 Heilbronn
07131 / 49 40 69
klinikclowns@slk-kliniken.de

Dr. Robert Wagner
SLK-Kliniken Heilbronn
Tel. 07131 / 49 37 02

Homburg
Christiane Scheer-Schwan
Heiligenhäuschen 15
66606 St. Wendel
06851 / 77 40
Miris.Schwan@gmx.de

Hannover
Clinic-Clowns Hannover e.V.
Hildesheimer Str. 208
30519 Hannover
0175 / 906 90 28
info@clinic-clowns-hannover.de
www.clinic-clowns-hannover.de

Aktion Kindertraum
Uta Beger
Tilsiterstraße 6
30827 Garbsen
05131 / 46 30 76
Fax 05131 / 46 31 82
joachim.ungar@onlinehome.de

Heidelberg
Christiane Eisel
Im Kühlen Grunde 21
69126 Heidelberg
06221 / 30 21 45
christiane.eisel@freenet.de

Jena
Klinik-Clowns Uni-Klinik Jena
Dorothea Kromphardt
Gutenbergstr. 1
99423 Weimar
03643 / 51 95 12

Karlsruhe / Baden-Baden
Klaus-Peter Wick
Schlüsselblumenweg 12
76476 Bischweier
07222 / 498 54
Fax 07222 / 40 87 60

Kassel
Zirkutopia e.V.
Habichtswalder Str. 1
34233 Fuldatal
0561 / 815 05 05
Fax 0561 / 815 05 03
zirkusbuntmaus@aol.com
www.zirkutopia.de

Kiel
Klinikclown Ypsilon, Städt. Krankenhaus Kiel
Claudia Thams
Blocksorf 16
24631 Langwedel
04329 / 91 35 58
0431 / 585 24 43
0173 / 236 96 46
claudia.thams@fetting.de

Kirchzarten
Stephan Klein
Keltenring 125
79199 Kirchzarten
07661 / 24 12
Fax 07661 / 98 93 92
stephanklein@freenet.de

Köln
KiKK e.V.
Postfach 270249
50509 Köln
Eisenachstr. 45
50733 Köln
Tel./Fax 0221 / 922 96 52
info@kikk-koeln.de
www.kikk-koeln.de

Konstanz/Singen
Gesundheit!Clown e.V. Bodensee
Thomas Tröller
Lessingstraße 33
78224 Singen
07731 / 822 93 92

Leipzig
Leipziger Klinikclowns e.V.
c/o C.M. Zimmer
Thiemstraße 6
04299 Leipzig
0341 / 862 86 31

Lörrach
Peter Dreyer
Erwinstr. 124
79102 Freiburg
0761 / 707 93 73
Buppo@t-online.de

Lübeck
Viola Jacobs
Heimstraße 11
23843 Bad Oldesloe
04531 / 55 17
viola.jacobs@clownin.violetta.de
www.clownin-violetta.de

Magdeburg
Antje Oehmichen
Breitschneidstraße 48
39114 Magedburg
0391 / 810 76 02
AntjeOehmichen@yahoo.com

Mainz
Kindness Company
Jutta Kling
Rheingauer Straße 10
55122 Mainz
06131 / 418 54
jutta_kling@web.de

München
KlinikClowns e.V.
General-von-Nagel-Str. 4a
85354 Freising
08161 / 418 05
Fax 08161 / 14 47 31
Elisabeth.Makepeace@KlinikClowns.de
www.KlinikClowns.de

Münster
Clownsvisite e.V.
Bernd Witte
Steinberg 9
58239 Schwerte
02304 / 97 21 08
info@clownsvisite.de
www.clownsvisite.de

Münster
Rote Nasen / Uniklinik
Münster
Albert-Schweitzer-Str. 33
48149 Münster
0251 / 834 69 84

Norderney
Traudi Hell
Benekestraße 35 a
26548 Norderney
04932 / 93 46 73
trau-di-hell@gmx.de

Nordhorn
Clownsvisite
Enschedestr. 14
48529 Nordhorn
05921 / 87 91 97
Fax 05921 / 87 91 50
info@clowns-visite.de

Nürnberg/Fürth
Clown-Projekt
Betina Feldman
Simonstraße 6
90763 Fürth
0911 / 787 97 70
info@clown-projekt.de
www.clown-projekt.de

Oldenburg
CuK ... Mehr als rote Nase
Andi Pokovski
Julius-Leber-Straße 31
26129 Oldenburg
0441 / 512 00
mail@clownclever.de

Potsdam
Barbara Kromphardt
August-Bebel-Str. 80
14482 Potsdam
0331 / 60 02 89 66

Ravensburg
Lachmuskel-Klinikclowns
OSK St.Elisabeth
Abtg.f.Ki+Ju-Medizin
Nikolausstraße 10
88212 Ravensburg
0751 / 791 65 78

Rheine
Verein zur Förderung der
Humortherapie e.V.
Mühlenstraße 4
48431 Rheine
05971 / 899 29 - 0
Fax 05971 / 899 29 - 11
info@biermann-beul.de

Schleswig
Günther Plänitz
Hubertisedt 2
24376 Grödersby/Schlei
Landeiers@gmx.de

Schwalmtal
Britta Schmidt
Kranen Bruch 33
41366 Schwalmtal
02163 / 94 98 16
RatzundJatz@t-online.de

Siegen
Tina Reuter
Schelderberg 9
57072 Siegen
0271 / 372 00 58
Fax 0271 / 372 00 59

Stuttgart
Klinik-Clowns Stuttgart
Marla Levenstein
Badbrunnenstr. 41
70374 Stuttgart
MarlaLevenstein@aol.com

Vera Badt
Talstr. 1
72072 Tübingen
Tel./Fax 07071 / 70 79 97
vbadt@gmx.de
www.clowntheater-ff.de

Hubert Dudel
Klüpfelstr. 8
70193 Stuttgart
Tel./Fax 0711 / 226 43 86

Tübingen/Reutlingen
Clowns im Dienst
c/o Chr. u. K. Ruckgaber
Schönbuchstr. 35
72108 Rottenburg
Tel./Fax 07073 / 36 18
clowns-im-dienst@theater-
teo-tiger.de

Ulm/Allgäu
Hieroniemuß Doctor Clowns
e.V.
Alte Salzstr. 28
88171 Weiler-Simmerberg
Tel./Fax 08387 / 95 16 19
www.Doctor-Clowns.de

Vechta
Maria-Christina Buschmeyer
Wilhelm-Busch-Weg 1
49453 Rehden
05446 / 21 50

Wiesbaden
Die Clown-Doktoren e.V.
Rheingoldstr. 5
65203 Wiesbaden
0611 / 941 01 76
Fax 0611 / 42 40 04
info@clown-doktoren.de
www.clown-doktoren.de

Winterberg
Gerd Treschhaus
Kiefernweg 28
59955 Winterberg / Westf.
02981 / 29 95
Fridolino@gmx.de
www.fridolino.de

Worms/Kaiserslautern
Kristina Kaiser
Auxomer Str. 23
55262 Heidesheim
06132 / 50 97 17
Fax 06132 / 50 97 18
info@clownin-zitronella.de
www.clownin-zitronella.de

Würzburg
Klinikclowns an der Uniklinik:
Hermann-Josef Diedrich
Am Höchberg 51
97234 Reichenberg
0931 / 407 01 73
herby_d@yahoo.com

Klinikclowns Kinderklinik am Mönchberg:
Tatjana Kapp
Wiesenweg 3
97353 Wiesentheid
09383-6776
kapp.ulitat@t-online.de

Österreich / Schweiz / Niederlande

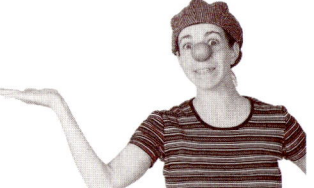

Wien
CliniClowns Austria
A –- 1011 Wien
Schwarzenbergplatz 16
+43 / 1 / 502 00-200
Fax +43 / 1 / 502 00-7
lachen@cliniclowns.at
http://www.cliniclowns.at

Die Roten Nasen
Muthgasse 27
A – 1190 Wien
+43 / 1 / 318 03 13
Fax +43 / 1 / 318 03 14
office@rotenasen.at
www.rotenasen.at

Oberösterreich
CliniClowns Oberösterreich
Kaplanhofstraße 1
A – 4020 Linz
+43 / 732 / 77 12 00 – 14,
Fax +43 / 732 / 77 12 – 22
cliniclowns@pga.at
www.cliniclowns.info

Vorarlberg
CliniClowns Vorarlberg
Roßmähder 21b
A – 6850 Dornbirn
+43 / 5572 / 283 43
Fax +43 / 5572 / 37 21 26
cliniclowns.vorarlberg@aon.at
www.cliniclowns-vorarlberg.at

Salzburg
ClownDoctors Salzburg
c/o AVOS
Kieselgebäude
Elisabethstrasse 2
A – 5020 Salzburg
+43 / 662 / 88 75 88
info@clowndoctors.at
www.clowndoctors.at

Niederlande

info@cliniclowns.nl
www.cliniclowns.nl

Südtirol / Italien

Verein Medicus Comicus
Str. Palua 16
I – 39047 St. Christina/Gröden
+39 / 471 / 79 22 08 od.
79 33 66
Fax +39 / 471 / 79 34 99
info@medicuscomicus.org
www.medicuscomicus.org

Schweiz

Fondation Théodora
Centre du Bief 1
Chemin des Mouettes
CH – 1027 Lonay / Suisse
+41 / 21 / 811 51 91
www.theodora.org

Marcel Briand
marbri@nachttopf.ch
www.nachttopf.ch

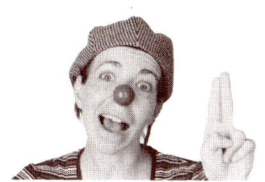

Wie wird man eigentlich Klinikclown?

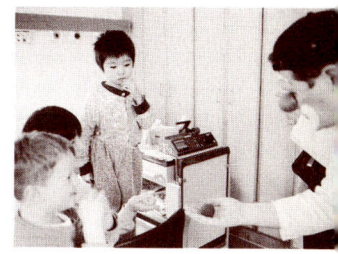

Eine „offizielle" Ausbildung zum Klinikclown gibt es nicht. Entsprechend bunt ist deshalb das Spektrum der Clowns – es reicht vom Autodidakten bis zum Absolventen weltberühmter Zirkusschulen.

In der Regel haben Klinikclowns Vorerfahrungen auf der Bühne, im Straßen- oder Improvisationstheater, mit Kabarett, Tanz oder Musik. Viele haben eine Clownsschule absolviert.

Aus der Vielzahl der Clownsschulen in Deutschland seien hier die beiden staatlich anerkannten Berufsfachschulen genannt, die eine Vollzeit-Ausbildung zum Clown anbieten:

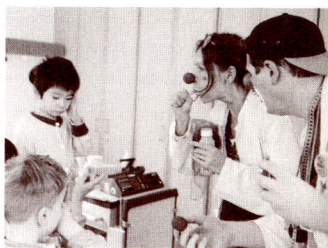

Schule für Clowns
Am Finther Wald
55126 Mainz
06131 / 47 21 02
Fax 06131 / 47 21 03
info@clownschule.de
www.clownschule.de

Schule für Tanz, Clown und Theater
TuT
Kornstr. 31
30167 Hannover
0511 / 32 06 80
Fax 0511 / 32 06 81
info@tut-hannover.de
www.clownschule-hannover.de

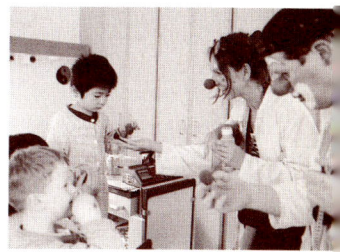

Einzelne Clownsschulen bieten eine Fortbildung zum Klinikclown in Form von Wochenendkursen an.

Der Fortbildung und dem beruflichen Austausch dienen auch die Workshops, die das „BuntesBundesBündnis" auf dem jährlichen Treffen der Klinikclowns in Berlin organisiert (mehr unter www.bububue.de)

Die großen Klinikclown-Vereine haben ihr jeweils eigenes Auswahl- und Ausbildungssystem. Angehende Klinikclowns werden mehrere Wochen oder gar Monate von erfahrenen Kollegen begleitet. Außerdem bieten viele Vereine für ihre Clowns ein kontinuierliches Fortbildungs- und Coachingprogramm an.

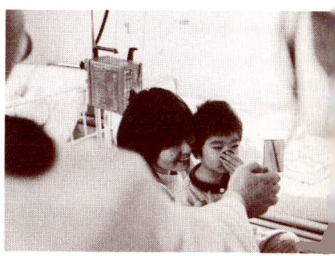

Dank
Mein Bruder, Herbert Renz-Polster, und meine Frau, Kirsten Bödeker, sind mir beim Schreiben als kritische Geister zur Seite gestanden. Dafür gilt ihnen mein herzlicher Dank.
Ulrich Renz

Dank an Lucie, Ingeborg Sebber-Doehring, Carola Finger, Esther Muysers, Ulrich Gunkel, Elisabeth Makepeace-Vondrak, Ulrike Bazlen, Andreas Bentfeld, Thomas Berg und den Sternenprinzen.
Anja Doehring

Kontakt zu den Autoren
doehrings@gmx.de

Hinweis zur Verwendung von Namen
Die Namen der im Text erwähnten Kinder sind – bis auf wenige Ausnahmen – verändert.

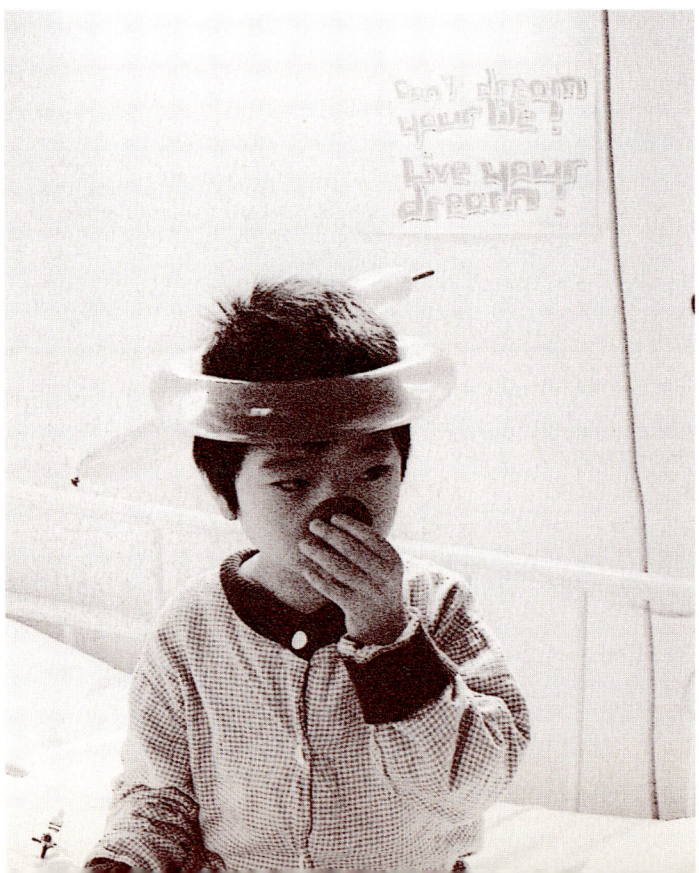